EUROPAVERLAG

DR. DOROTHEA SCHLEICHER-BRÜCKL

DER IMMUN-CODE

Alles über unsere körpereigene Abwehr

... und wie wir uns natürlich gegen
Viren und Bakterien schützen können

Unter Mitarbeit von
Dr. Stefan und Claudia Rieß

EUROPAVERLAG

WICHTIGER HINWEIS: Die Informationen und Ratschläge in diesem Buch wurden mit größter Sorgfalt von Autorin und Verlag erarbeitet und geprüft. Alle Leserinnen und Leser sind jedoch aufgefordert, selbst zu entscheiden, ob und inwieweit sie die Anregungen in diesem Buch umsetzen wollen. Eine Haftung der Autorin bzw. des Verlags für Personen-, Sach- oder Vermögensschäden ist ausgeschlossen.

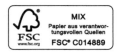

© 2021 Europa Verlag in der Europa Verlage GmbH München
Umschlaggestaltung: Hauptmann & Kompanie Werbeagentur, Zürich,
unter Verwendung eines Fotos von © Alexander Stengel
Redaktion: Franz Leipold
Layout & Satz: Robert Gigler, München
Druck und Bindung: Pustet, Regensburg
ISBN 978-3-95890-352-4

Alle Rechte vorbehalten.
www.europa-verlag.com

INHALT

Geleitwort von Dr. med. Peter Schleicher 9

Vorwort 11

TEIL 1: UNSERE GESUNDHEIT IST IN GEFAHR 15

Wir werden immer kränker 16
Warum werden wir immer kränker? 27
Gibt es eine Rettung? 45

TEIL 2: WAS IST EIGENTLICH UNSER IMMUNSYSTEM UND WIE FUNKTIONIERT ES? 49

Wie uns das Immunsystem jeden Tag das Leben rettet 50
Wunderwerk der Natur – das Immunsystem 56
Die Feinde vor den Toren – wer sind die Angreifer? 77
Virus, Bakterie & Co. gegen das Immunsystem –
    wer gewinnt? 92

TEIL 3:
WAS SCHWÄCHT UNSERE IMMUNABWEHR UND WAS KÖNNEN WIR DAGEGEN TUN? ... 99

Test: Wie sieht es mit meinem Immunsystem aus? ... 100
6 Fallbeispiele: Wie sieht der Immun-Code genau aus? ... 107

TEIL 4:
DIE 10 STARKMACHER: SO KOMMT WIEDER HARMONIE IN DIE KÖRPEREIGENE WELT ... 113

Starkmacher auf körperlicher Ebene ... 115
   Starkmacher 1: Gesünder ernähren ... 115
   Starkmacher 2: Fasten ... 128
   Starkmacher 3: Mehr und richtig bewegen ... 133

Starkmacher auf seelischer und psychischer Ebene ... 141
   Starkmacher 4: Strahlung weitgehend vermeiden ... 141
   Starkmacher 5: Glauben und meditieren ... 146
   Starkmacher 6: Soziale Kontakte und echte
      Freundschaft pflegen ... 155

Starkmacher auf gesellschaftlicher Ebene ... 157
   Starkmacher 7: Medizin ohne Schadstoffe ... 157
   Starkmacher 8: Ein neues Schulsystem aufbauen ... 174
   Starkmacher 9: Gesünder wohnen ... 177
   Starkmacher 10: Psychohygiene ... 180

TEIL 5:
HERKÖMMLICHE UND NEUE THERAPIEN
BEI IMMUNKRISEN 187

Neue Diagnostik – neue Heilchancen	189
Herkömmliche Therapien aus der Naturheilkunde	194
Neue vielversprechende Therapien	202
Akuttherapie bei Krisen und Seuchen	208
Eine neue Möglichkeit der Seuchenbekämpfung: Antiviral-Therapie mit Ivermectin bei COVID-19	213
Ein Wort zum Schluss	215
Danksagung	217
Die Autorin	218
Literatur/Quellenangaben	219
Register	220

GELEITWORT VON
DR. MED. PETER SCHLEICHER

Der Immun-Code hat die Entwicklung der Lebewesen über Jahrmillionen bis heute ermöglicht. Dabei ist dieser Code in der Lage, Gesundheit immer zu garantieren und Krankheiten abzuwehren. Er birgt also alle Geheimnisse für ein gesundes und langes Leben. Mehr und mehr nehmen jedoch chronische Erkrankungen, Krisen und nun auch Seuchen zu. Nach Analyse aller wissenschaftlichen Daten zeigt sich ein breites Spektrum an Ursachen für diesen negativen Trend.

Wie Sie in diesem Buch sehen können, existieren viele Faktoren, die unsere Abwehr beeinflussen und so schwächen, dass Krankheiten entstehen. So kommt es immer häufiger zu Allergien, Infektanfälligkeiten, Rheuma, Immunerkrankungen, Leukämien, Diabetes und anderen Stoffwechselerkrankungen, neurologischen Erkrankungen und vielem mehr. Die negativen Einflüsse sind mittlerweile weitgehend analysiert: Dazu zählen Distress, Identitätsverlust, Integrationskonflikt, Verlusterlebnisse, Aggressionshemmung, psychosoziale Konflikte, dichte Wohnraumbesiedlung, Bewegungsmangel, falsche Ernährung, Pharmaka, Strahlen, Mangelerkrankungen, Chemotherapie, Toxine und Schwermetalle.

All diese Faktoren und Einflüsse haben langsam und zunehmend die Harmonie des Immunsystems gestört. Auch wurde die Balance zwischen Viren, Bakterien und Pilzen so verändert, dass Viren bei schwacher Immunaktivität Seuchen auslösen können.

Doch es gibt Hoffnung: Mithilfe des Immun-Codes ist eine Umkehr von chronischer Krankheit zur Gesundheit möglich. Durch eine einfache Immundiagnostik ist jeder in der Lage, das eigene Risiko für Krankheiten einzugrenzen und anhand der daraus folgenden Empfehlungen zur Umstellung der Alltagsgewohnheiten eine ganzheitliche Immunstärke zu entwickeln. Sie finden in diesem Buch alle wichtigen Punkte und begleitende Ratschläge, die diese Umkehr ermöglichen. Es tut sich seit Jahren und vor allem aktuell erstaunlich viel in der Immunologie-Forschung, auch hierüber informiert das vorliegende Werk und gibt einen Ausblick in die vielversprechenden neuen Diagnostik- und Therapieverfahren.

Diese Entwicklungen in der Immunologie habe ich seit 1988 nach meiner Berufung in die WAAS (World Academy of Art und Science) mit namhaften Experten weltweit untersucht. Im Team befanden sich die Nobelpreisträger Jonas Salk (Erfinder der Polioimpfung) und Linus Pauling, die sich beide für Immun-Monitoring stark gemacht haben. All mein Wissen und meine Erfahrung habe ich mit meiner Tochter, der Autorin dieses Buches und Ärztin Dr. Dorothea Schleicher-Brückl, geteilt; sie hat darüber hinaus ihr breites Wissen über Apherese und die daraus resultierenden Immunkenntnisse eingebracht. So konnte sie viele Geheimnisse des Immun-Codes lüften.

Im vorliegenden Buch bekommen Sie sämtliche Wege aufgezeigt, um das körpereigene Abwehrsystem wieder zurück in die Harmonie zu führen. Untermauert werden diese Wege und Therapieempfehlungen durch eigene langjährige Erfahrungen aus unserer gemeinsamen Praxis sowie durch aktuelle Studien. Sie erhalten einen leicht verständlichen Einblick in die komplexe Welt des Immunsystems und seiner zentralen Rolle für unsere Gesundheit.

VORWORT

Kaum ein anderes Thema hat uns in der letzten Zeit so sehr beschäftigt wie die Corona-Pandemie. Und sie hat uns wieder vor Augen geführt, wie komplex die Regeln von gesund und krank sind. Während bei den einen die Infektion milde verläuft, trifft es andere dagegen schwer. Der Verlauf hängt sehr von der eigenen Abwehrkraft ab. Deshalb ist es wichtig, sich Gedanken über unser größtes und wichtigstes Schutzsystem, das Immunsystem, zu machen. Es hat die Aufgabe, uns vor Krankheiten jeglicher Form zu bewahren. Dies gelingt bei intakter Abwehr immer.

Viele Menschen kümmern sich jedoch meist nur kurzfristig um ihren körpereigenen Schutz. So wird beispielsweise in der Erkältungszeit vorübergehend auf vitaminreiche Kost gesetzt oder ein Vitaminpräparat eingenommen. Der Wunsch ist groß, den Körper mit allerlei Tricks und Hilfsmitteln widerstandsfähiger zu machen. Langfristig verpuffen diese Effekte schnell und bringen keine nachhaltige Stärkung der Abwehr.

Dabei vergessen wir eines: Unser Immunsystem brauchen wir nicht nur als Schutzschild gegen akute Infekte, es schützt uns auch vor oxidativ veränderten Zellen im Inneren unseres Körpers, indem es diese abtötet und möglichst rasch entsorgt. Nur eine intakte Abwehr kann uns neben Infektionskrankheiten auch vor Entzündungen, chronischen Erkrankungen, Allergien oder Krebs langfristig bewahren.

Denn auch das hat die COVID-19-Pandemie deutlich gemacht: Bei Menschen, die aufgrund eines angeschlagenen Immunsystems an einer chronischen Erkrankung wie Diabetes oder Rheuma leiden, ist die Abwehr so geschwächt, dass Viren wie SARS-CoV-2 ein leichtes Spiel haben und oft ein schwerer Verlauf folgt. Häufig öffnen chemische Medikamente auch die Schleusen für Viren, um in die Zellen zu gelangen.

Solange wir uns gesund fühlen, machen sich die wenigsten Gedanken darüber, was Gesundheit eigentlich ist. Wir werden uns der Bedeutung meist erst bewusst, sobald wir uns selbst nicht mehr gut fühlen, denn Gesundheit ist eine fundamentale Grundlage für ein positives Erleben und unser Wohlergehen. Laut der World Health Organisation (WHO) ist die Gesundheit ein Zustand des vollständigen körperlichen, geistigen und sozialen Wohlergehens – und nicht nur das Fehlen von Krankheit oder Gebrechen. Im Englischen ist das Wort *health* (Gesundheit) von *whole,* also »ganz« abgeleitet. Gesundheit meint somit Ganzheit, der gesunde Mensch ist eine harmonische Einheit von Körper, Geist und Seele.

Neuerdings wird der Begriff Gesundheit abgelöst durch den Begriff Urgefühl von Gesundheit – er beschreibt einen Zustand, der auch die positivsten Elemente der Psyche beinhaltet. Aus neuester Forschung wissen wir, dass unser Immunsystem Garant für dieses Urgefühl sein kann.

Nahezu all unsere Lebensumstände wirken direkt oder indirekt auf dieses Urgefühl, also unsere Gesundheit, ein: Luft-, Boden und Wasserqualität, Ernährung, Bewegung, Schlaf, Ruhe, Entspannung, Stress, Selbstbezug, soziale Kontakte, Liebe, Arbeit, Sicherheit, Anerkennung, Lebensziele und Hobbys. Dies sind wesentliche, aber bei Weitem nicht alle Aspekte, die unsere Gesundheit im positiven Sinne fördern und im negativen beeinträchtigen.

Wenn wir erkennen, was dem Immunsystem guttut und was ihm schadet, und es als dynamisches System begreifen, das nicht starr, sondern *von uns* veränderbar ist, wird Immunologie für uns einsichtig. Und wir können jeden Tag bewusst positiv darauf Einfluss nehmen.

Das vorliegende Buch möchte die körpereigene Abwehr für jeden verständlich und nachvollziehbar machen. Denn lange zu leben, aber dabei auch lange krank zu sein ist keine verlockende Perspektive. Wir können selbst etwas tun, um unsere körpereigene Abwehr zu stärken, Infekte oder chronische Krankheiten erst gar nicht entstehen zu lassen und unser Leben in voller Gesundheit zu verlängern.

TEIL 1

UNSERE GESUNDHEIT IST IN GEFAHR

WIR WERDEN IMMER KRÄNKER

Seit Jahren steigt die Lebenserwartung in Europa kontinuierlich an, in den letzten 150 Jahren hat sie sich fast verdoppelt. Aktuell liegt sie in Deutschland bei 83,4 Jahren für Frauen und 78,6 Jahren für Männer. Wer heute geboren wird, kann sogar damit rechnen, über 90 Jahre alt zu werden. Nie waren die Versorgungslage und die hygienischen Standards so gut. Wohlstand, Frieden und moderne Medizin verhelfen den Menschen zu einem längeren Leben – aber nicht immer zu einem gesünderen.

Denn zahlreiche Studien zeigen auch: Je höher die Lebenserwartung steigt, desto größer ist die Lücke zwischen dem erreichten Alter und einer gesunden Lebenszeit. Für Deutschland heißt das laut einem Bericht der WHO konkret: Nahezu ein Viertel aller 70- bis 85-Jährigen leidet an fünf oder mehr Krankheiten gleichzeitig. Diese Zahlen gelten aber nicht nur für die ältere Bevölkerung, auch unter den Jüngeren nimmt der Anteil der Zeit, in der sie nicht gesund sind, deutlich zu. Waren die Menschen im Jahr 1990 rund ein Fünftel ihres Lebens krank, litten sie 2013 bereits ein Drittel ihrer Lebenszeit an Erkrankungen. Einige Krankheiten sind schicksalhaft, nicht alles im Leben lässt sich kontrollieren, aber der Großteil der Leiden geht auf einen ungesunden Lebenswandel gepaart mit negativen Umwelteinflüssen zurück. Probleme also, deren Lösung der Mensch größtenteils selbst in der Hand hat.

Der Preis, den wir für steigenden Wohlstand zahlen, ist hoch. Stress, Bewegungsmangel, wenig Schlaf, falsche Ernährung mit einem Zuviel an Fertigprodukten, ein erhöhter Konsum von Zucker und Genussmitteln wie Tabak und Alkohol sowie negative Umwelteinflüsse durch Chemikalien, Lärm oder Strahlung führen zu einem enormen Anstieg an chronischen Erkrankungen.

Jedes Jahr sterben weltweit über 16 Millionen Menschen vor dem 70. Lebensjahr an vermeidbaren Zivilisationskrankheiten wie Herz-Kreislauf-Erkrankungen, Diabetes, Atemwegserkrankungen und Krebs. Das entspricht einer Rate von 42 Prozent aller Menschen, die an nicht übertragbaren Krankheiten verstorben sind, meldet die WHO in ihrem letzten Statusbericht.

Krankheiten der Moderne

Vor allem in den westlichen Industrienationen sind diese Erkrankungen deutlich gestiegen – und steigen weiter. Zivilisationskrankheiten entstehen, einfach ausgedrückt, weil die modernen Lebensgewohnheiten, die wir in klassischen Industrieländern vorfinden, nicht zur menschlichen Anatomie und zum Stoffwechsel passen. Während sich unsere Vorfahren noch täglich kilometerweit bewegen mussten, um etwas Essbares zu finden, und mitunter tagelang ohne Nahrung auskamen, verbringen die meisten Menschen in einer hoch technisierten Gesellschaft ihren Tag überwiegend sitzend und greifen vermehrt auf verzehrfertige Nahrungsmittel zu, allen voran zucker- und fetthaltige Fertigprodukte.

Vor allem Übergewicht wird zu einem großen Risikofaktor. Mehr als die Hälfte aller Deutschen ist zu dick, besonders die Männer. Auch Kinder und Jugendliche nehmen immer stärker zu, hierzulande hat im Alter von 11 bis 15 Jahren eines von fünf Kindern leichtes oder sogar schweres Übergewicht. Ein Teufelskreis, schließlich werden in den frühen Jahren nicht selten die Weichen für das spätere Leben gestellt, und die medizinischen Risiken der kindlichen Adipositas zeigen sich dann oft erst im Erwachsenenalter: Diabetes, Bluthochdruck, Herz-Kreislauf-Krankheiten sind nur einige der Folgen. Man geht inzwischen davon aus, dass 50 bis 70 Prozent aller chronischen Erkrankungen ihre Ursache in falscher Ernährung haben oder durch eine einseitige, kalorienreiche Kost verschlimmert werden können. Kaum ein anderer Bereich ist so zentral für unsere Gesundheit wie unsere Nahrung und unser Körpergewicht.

Wenn Übergewicht zum Problem wird

Wie die Krankheitsverläufe beim Erreger von COVID-19 gezeigt haben, spielt dieser Faktor auch bei der Immunabwehr eine entscheidende Rolle. Vor allem Betroffene mit Übergewicht haben ein hohes Risiko, dass die COVID-19-Infektion einen schweren Verlauf nimmt. Das Übergewicht belastet nicht nur das Herz-Kreislauf-System, es hemmt auch die körpereigene Abwehr. Adipositas und viszerales Bauchfett verursachen chronische Entzündungsprozesse, die das Immunsystem schwächen – dadurch steigt die Infektanfälligkeit. Denn Fettzellen sind in der Lage, Hormone oder hormonähnliche Substanzen zu bilden, die zum Teil entzündungsfördernd wirken können. Zudem sammeln sich bestimmte Immunzellen im Fettgewebe an und setzen ebenfalls Entzündungsbotenstoffe frei. Das bringt eine Kaskade von Entzündungsreaktionen in Gang, die die körpereigene Immunabwehr permanent beanspruchen; das kann bei einer zusätzlichen COVID-19-Infektion zu einer akuten Überbelastung der Abwehrkräfte führen. Diesen Effekt konnte man zuvor auch bei normalen Grippeviren nachweisen.

Diabetes schwächt das Immunsystem

Darüber hinaus leiden übergewichtige Menschen häufig auch an Diabetes Typ 2, was die körpereigene Abwehr zusätzlich schwächt. Bei diesem Krankheitsbild stellt die Bauchspeicheldrüse zwar genug Insulin her, die Zellen des Körpers können es aber nicht mehr richtig verwerten – sie entwickeln eine Insulinresistenz. Jüngst wurde gezeigt, dass diese Insulinresistenz die körpereigenen Abwehrzellen vermindert und dadurch zu einer schwächeren Immunantwort führen kann. Diabetiker sind also wesentlich anfälliger für Infektionskrankheiten – Viren, Bakterien und andere Erreger haben hier ein leichteres Spiel, und die Schwächung des Immunsystems begünstigt die Entstehung weiterer Leiden. Eine beunruhigende Entwicklung, vor allem, da die Zahl der Diabetiker stetig steigt.

War vor 40 Jahren den Daten der WHO zufolge noch etwa jeder 20. Erwachsene weltweit von Diabetes betroffen, ist es heute schon jeder 12. Auch die Bezeichnung »Altersdiabetes« trifft längst nicht mehr zu, denn der Durchschnittspatient wird immer jünger: Laut dem Deutschen Gesundheitsbericht Diabetes von 2020 hat sich die Zahl der Typ-2-Diabetes-Neuerkrankungen bei Jugendlichen in den letzten zehn Jahren verfünffacht. Es gibt mehr als 90 Neuerkrankungen jährlich, Tendenz steigend, mit wahrscheinlich einer hohen Dunkelziffer. Erwartet werden rund 200 Neuerkrankungen pro Jahr. Dabei handelt es sich fast ausnahmslos um stark übergewichtige Teenager, bei denen bereits die Eltern und Großeltern an einem Typ-2-Diabetes leiden. Oft bewegen sich diese Kinder auch weniger, nehmen noch weiter zu, was wiederum das Immunsystem noch mehr schwächt.

Wird hier nicht rechtzeitig gegengesteuert, zeigen sich die Folgen, wie schon erwähnt, dann deutlich im Erwachsenenalter in Form von Diabetes, Bluthochdruck oder Herz-Kreislauf-Krankheiten. Damit werden immer mehr Menschen zu Risikopatienten, bei denen es das Immunsystem schwerer hat, mit Erregern wie Viren oder Bakterien fertigzuwerden.

Unsere Abwehr – ein System der Balance

Ständig sind wir Keimen ausgesetzt, ganz gleich, ob wir etwas anfassen, einatmen oder zu uns nehmen. Täglich versuchen infektiöse Erreger, in den menschlichen Körper einzudringen – fast immer vergeblich. Denn meist arbeitet die körpereigene Abwehr des Menschen so effektiv, dass Infektionen unbemerkt vorüberziehen. Wenn die Abwehr intakt ist, bemerken wir meist nichts von den vielen Vorgängen, die ständig in unserem Körper ablaufen. Bei einigen Viren, Bakterien oder anderen Erregern braucht das Immunsystem etwas länger, bis die Eindringlinge ausgeschaltet sind. Doch manchmal gelingt es Erregern, den Schutzwall zu durchbrechen, woraufhin der Abwehrprozess in Gang gesetzt wird. Das merken wir dann an Symptomen wie Husten, Schnupfen, Heiserkeit oder sogar Fieber, die Teile unserer Abwehr sind und den Körper dabei unterstützen, die lästigen Eindringlinge wieder loszuwerden.

Die Leistungsfähigkeit des Immunsystems ist entscheidend dafür, ob eine Krankheit überhaupt ausbricht und wie sie verläuft. Unser Immunsystem ist extrem anpassungs- und leistungsfähig, doch ein permanent krankmachender Einfluss bringt es zum Ermüden, was am Ende unsere Abwehrzellen erschöpft und Krankheiten entstehen lässt. Die stetig steigende Zahl chronischer Leiden und die schnelle Ausbreitung von Viruserkrankungen sind ein Indikator dafür, dass unsere Immunabwehr immer häufiger aus der Balance gerät.

Zugleich stellen die permanenten Entzündungen im Körper (bei einer chronischen Erkrankung) das Immunsystem vor immer größere Herausforderungen. Die Folge: Erkrankungen, bei denen das Immunsystem eine wichtige Rolle spielt, nehmen zu und betreffen immer mehr Menschen. Es handelt sich dabei vor allem um Infektanfälligkeiten und Atemwegserkrankungen, Tumoren, Rheumaleiden, Stoffwechselerkrankungen wie Diabetes, Funktionsstörungen der Schilddrüse oder Hashimoto, Arteriosklerose oder Allergien.

Allergien auf dem Vormarsch

Allergien und die damit verbundenen Krankheitsbilder wie allergisches Asthma, Heuschnupfen, allergischer Schnupfen oder Neurodermitis haben in den letzten Jahrzehnten deutlich zugenommen. Sie sind eine wahre Volkskrankheit geworden und werden bereits als die Epidemien des 21. Jahrhunderts bezeichnet. Gab es 1960 lediglich 3 Prozent Allergiker weltweit, so waren es 1995 bereits rund 30 Prozent.

Vor allem die Jüngsten sind stark betroffen: Zurzeit leiden rund 22 Prozent der Kinder rund um den Globus unter Allergien. In Deutschland, das ergab die Studie zur Gesundheit von Kindern und Jugendlichen in Deutschland (KIGGS) des Robert-Koch-Instituts, leiden gut 9 Prozent der Kinder an Heuschnupfen, 6 Prozent an Neurodermitis und 4 Prozent an allergischem Asthma. Jungen sind dabei häufiger von Heuschnupfen und Asthma betroffen als Mädchen.

Aber auch bei Erwachsenen verbreiten sich die überschießenden Abwehrreaktionen immer stärker, aktuell sind rund 30 Millionen Deutsche betroffen – Tendenz steigend. Die WHO geht davon aus, dass bereits in 15 Jahren jeder zweite Europäer an einer allergischen Erkrankung leiden wird. Dass diese Entwicklung vor allem auf die »westliche« Lebensweise zurückzuführen ist, machen Zahlen aus Deutschland kurz nach der Wende deutlich: Damals gab es im Westen mit einem Anteil von 5 bis 8 Prozent noch doppelt so viele Allergiker wie im Osten. Seit 2000 haben sich die unterschiedlichen Zahlen angeglichen. Auch globale Studien zeigen, dass der Zuwachs an Allergien nicht überall gleichmäßig ist, sondern in starker Abhängigkeit von Lebensart und Lebensraum steht. So sind z. B. Heuschnupfen und Asthma in ländlichen Gegenden von Afrika, Russland oder Entwicklungsländern deutlich seltener als in entwickelten Industrieländern mit eben »westlichem« Lebensstil.

Wenn das Immunsystem überreagiert

Die Ursache für eine Allergie liegt in einer Fehlregulation und überschießenden Abwehrreaktion des Immunsystems. Nimmt der Körper über die Schleimhäute der Atemwege, den Magen-Darm-Trakt oder die Haut eine fremde Substanz auf, prüft das Immunsystem, ob es sich dabei um einen Krankheitserreger handelt und eine Abwehrreaktion eingeleitet werden sollte. Zur Abwehr von Bakterien, Viren oder Parasiten bildet das Immunsystem bestimmte Antikörper oder Abwehrzellen.

Bei einer Allergie bildet das Immunsystem beim ersten Kontakt mit bestimmten Stoffen, den sogenannten Allergen wie z. B. Pollen, Milbenkot oder Insektengift, ebenfalls spezifische Antikörper, und zwar gleichgültig, ob es sich bei dem Allergen um einen problematischen oder harmlosen Stoff handelt – es erfolgt aber noch keine allergische Reaktion. Allerdings wird das Allergen bereits als »Feind« registriert. Kommt es zu einem erneuten Kontakt mit diesem Stoff, gibt es eine Überreaktion mit allen Symptomen einer Allergie. Diese immunologischen Reaktionen führen zu Symptomen wie Jucken der Augen, der Nase, Bindehautschwellung und -Entzündung, Lidschwellung, Schwellung der Atemwege, Schleimproduktion in Nase und Lunge, Hautausschlag, Übelkeit, Durchfall und Schleimhautentzündungen im Magen-Darm-Trakt.

Autoimmunkrankheiten – Angriff gegen den eigenen Körper

Wenn das Immunsystem nicht überreagiert, sondern fehlgeleitet wird und sich gegen den eigenen Körper richtet, dann spricht man von Autoimmunkrankheiten. Auch diese sind weltweit auf dem Vormarsch. Derzeit leiden rund 10 Prozent der Bevölkerung darunter. In diesem Fall kann unser schützendes Bollwerk nicht mehr erkennen, wer Freund oder Feind ist. Es identifiziert irrtümlich körpereigene als fremde Zellen – mit der Folge, dass sich Antikörper dann gegen unsere eigenen Zellen wenden. Warum das Immunsystem derart aus der Kontrolle geraten kann, ist noch nicht eindeutig geklärt.

Zu den Autoimmunerkrankungen zählt zum Beispiel die Multiple Sklerose, bei der die Immunzellen die Nervenzellen zerstören, was unterschiedlichste Symptome nach sich zieht. Die Krankheit verläuft oft in Schüben und ist nicht heilbar. Allein in Deutschland hat sich die Zahl der Betroffenen in den vergangen vier Jahrzehnten verdoppelt. Auch Diabetes Typ 1 ist eine Autoimmunkrankheit; dabei zerstören körpereigene Antikörper die Insulin-produzierenden Betazellen der Bauchspeicheldrüse. Durch die Zerstörung entsteht ein Mangel an Insulin, der wiederum zu stark erhöhten Blutzuckerwerten führt. Zurzeit leben ca. 373 000 Menschen mit Typ-1-Diabetes in Deutschland, 32 000 davon sind Kinder und Jugendliche. Die Rate der Typ-1-Diabetes-Neuerkrankungen steigt derzeit jährlich um 3,5 Prozent an. Ein neuer vielversprechender Ansatz zur Heilung dieser Krankheiten bietet die Therapie mit mesenchymalen Stammzellen.

Weiterhin gehören chronisch entzündliche Darmerkrankungen wie Morbus Crohn, Colitis ulcerosa und Zöliakie zu den Autoimmunkrankheiten, ebenso die Schilddrüsenerkrankungen Morbus Basedow und Hashimoto. Auch hier steigt die Zahl der Betroffenen stetig. Eine der häufigsten Erkrankungen, bei der sich die Abwehr gegen den eigenen Körper richtet, ist die rheumatoide Arthritis. Aus bisher unbekannten Gründen beginnt das Abwehrsystem der betroffenen Patienten, den Gelenkknorpel wie einen Fremdkörper zu behandeln. Es werden Entzündungskomplexe gegen körpereigenes Knorpelgewebe gebildet, die dieses in der Folge attackieren und im Lauf der Zeit das Gelenk vollständig zerstören.

Rheuma – mehr als nur ein Leiden

Eine rheumatoide Arthritis beginnt zunächst mit dem Anlaufschmerz, später treten Schmerzen vor allem unter Belastung auf, und in einem späteren Stadium werden sie schließlich zu Dauerschmerzen. Eine Arthritis dagegen ist in der frühen Phase durch die Morgensteifigkeit großer Gelenke, beidseitige Schwellung der Finger und später durch massive schmerzhafte Verformungen und Einsteifungen charakterisiert.

Auch Sehnenscheiden und Schleimbeutel können sich entzünden, und es kommt zu Entstehung von Rheumaknoten an den Fingern oder am Unterarm. In Deutschland ist einer von 100 Erwachsenen an dieser Rheuma-Form erkrankt, meldet die Deutsche Rheuma-Liga; Frauen sind dreimal häufiger als Männer betroffen. Die Krankheit kann in jedem Alter auftreten, beginnt aber meistens nach dem 50. Lebensjahr bei Frauen, bei Männern 10 Jahre später, und hat immer immunologische Ursachen.

Was fatal ist: Bei dieser Autoimmunerkrankung beschränken sich die Entzündungen und Schmerzen nicht allein auf die Gelenke, sondern entzündlich-rheumatische Erkrankungen sind Systemerkrankungen, die viele Organe betreffen. Bis zu 80 Prozent aller Patienten leiden an mindestens einer Begleiterkrankung wie zum Beispiel einer Herz-Kreislauf-Erkrankung, Osteoporose, Erkrankungen der Nieren oder der Haut. Die Atemwege sind bei Rheuma ebenfalls oft in Mitleidenschaft gezogen: Entzündungen von Lunge und Bronchien können die Langzeitprognose der Erkrankung erheblich verschlechtern.

Rheumapatienten haben zusätzlich ein erhöhtes Risiko für schwere Infektionen, da die schlecht kontrollierte, hoch entzündliche Erkrankung das Infektionsrisiko erheblich steigert. Außerdem greifen in diesen Prozess noch Rheumamedikamente ein. Als Immunsuppressiva schwächen sie das Immunsystem und führen so zu einer erhöhten Infektanfälligkeit und einem erhöhten Tumorrisiko. Und hier schließt sich wieder der Teufelskreis. Ist das Immunsystem aus dem Ruder gelaufen und richtet sich gegen den Körper, reagiert die eigene Abwehr unharmonisch, und der Körper wird zusätzlich anfällig für weitere Erkrankungen.

Viren und Bakterien breiten sich schneller aus

Kein Wunder also, dass vor allem Infektionskrankheiten auf dem Vormarsch sind. In den vergangenen 50 Jahren wurden laut des letzten World Health Reports mindestens 39 zuvor unbekannte Krankheitserreger ausgemacht – darunter HIV, Ebola, SARS und das Marburg-Fieber. Daneben verbreiten sich vermehrt bereits bekannte Erkrankungen wie Tuberkulose, Malaria und Influenza. Begünstigt wird dies dadurch, dass die Erreger mutieren oder Resistenzen gegen die eingesetzten Arzneimittel ausbilden. Seit über 10 Jahren ist auch wieder ein Anstieg bei Erkrankungen wie virusbedingten Darminfektionen, Lungenentzündung, Herpes Zoster, Hepatitis, dem Epstein-Barr-Virus oder der Grippe zu beobachten. Die Gründe sind vielfältig. Einerseits geht die Globalisierung mit einer extremen Zunahme der Mobilität einher, sodass sich Erreger schnell und weltweit ausbreiten können. Zudem steigt der Anteil derjenigen Menschen, die in großen Ballungsgebieten leben, was wiederum Ansteckungen begünstigt. Auch der Klimawandel ist ein Treiber weltweiter Infektionsgeschehen. Steigen die Temperaturen weiter wie bisher, wird ein heute geborenes Kind an seinem 71. Geburtstag in einer Welt leben, die vier Grad wärmer ist als zu Beginn der Industrialisierung – mit gravierenden Folgen für unsere Gesundheit, wie die 120 Experten aus insgesamt 35 internationalen Institutionen im *Lancet*-Report 2019 der gleichnamigen renommierten Medizin-Fachzeitschrift feststellen: Kinder leiden besonders unter den Gesundheitsrisiken in einem sich verändernden Klima, denn ihr Körper und ihr Immunsystem entwickeln sich noch, was sie anfälliger für Krankheiten und Umweltgifte macht. Doch auch für alle anderen stellt die Eroberung neuer Lebensräume durch Insekten – und damit die Ausbreitung von Infektionskrankheiten wie Dengue-Fieber oder Malaria – eine Gefahr dar, die mit der Klimaerwärmung zunimmt.

Auch wenn wir immer älter werden, bedeutet das nicht automatisch, dass wir immer gesünder werden. Denn unsere Art des Lebens beeinflusst nicht nur unsere Gesundheit, sondern auch das Wohlbefinden zukünftiger Generationen.

WARUM WERDEN WIR IMMER KRÄNKER?

Die Ursachen für diese dramatische Entwicklung sind sehr vielschichtig. Sie hängen von zahlreichen äußeren Einflüssen, aber auch von unserem Lebensstil ab. Der Grundstein für ein gesundes Immunsystem wird im Kindesalter gelegt. Viele Eltern lassen heute die Infekte ihrer Kinder, die von Fieber begleitet sind, nicht mehr auf natürlichem Wege ablaufen. Dabei steht Fieber auf der Seite der Immunabwehr und ist evolutionsbiologisch ein sehr alter und ausgeklügelter Mechanismus der Krankheitsbekämpfung. Die erhöhte Körpertemperatur ist ein Zeichen dafür, dass im Körper die Bildung von Antikörpern und Immunzellen angeregt wird. Fieber ist also ein Schutzmechanismus, der die Körpertemperatur hochregelt, damit das Immunsystem die Erreger aktiver und wirkungsvoller bekämpfen kann. Kinder haben häufiger Fieber als Erwachsene, weil ihr Immunsystem noch trainiert werden muss, um Antikörper sowie Gedächtniszellen gegen die verschiedenen Erreger zu bilden. Daher ist es bei eher harmlosen Infektionen grundsätzlich nicht von Vorteil, das Fieber sofort zu bekämpfen.

Ein zweiter ganz wesentlicher Punkt im Kindes- wie im Erwachsenenalter ist die Zunahme von übersteigerter Hygiene. Wer es mit der Sauberkeit übertreibt, tut seiner Gesundheit nicht etwa Gutes, sondern schadet ihr. Desinfektionsmittel beispielsweise vernichten vielmehr die für unser Leben nützlichen Mikroorganismen, führen zu Resistenzen bei krankheitsverursachenden Bakterien und können damit das menschliche Immunsystem schwächen, da es ohne Bakterien nicht ausreichend stimuliert wird. Die Auseinandersetzung mit Bakterien, Viren und Pilzen stärkt nämlich unsere Abwehr, sie braucht diesen ständigen Lernprozess – vor allem in jungen Jahren. Kinder sollten daher möglichst viel Kontakt zur Natur und allen damit verbundenen Herausforderungen haben, damit sie daran ihr Immunsystem trainieren und ein starkes immunologisches Gedächtnis bilden können.

Erschwerend kommt hinzu, dass sich unser Leben in den letzten 40 Jahren sehr gewandelt hat. Wir sind so unzählig vielen Einflüssen und Mehrfachbelastungen ausgesetzt, dass unser Körper und vor allem unser Geist vollkommen überfrachtet sind. Für mich sind die sozialen Medien (die Medien überhaupt), Elektrosmog und Strahlung, zunehmender Stress, unnatürlicher Lebensstil, psychosoziale Konflikte, traumatische Erlebnisse, aber auch vermehrte Umweltbelastungen, zum Beispiel durch Giftstoffe, Schwermetalle, schlechtere Qualität unserer Böden und Nahrungsmittel, wichtige Gründe, warum Krankheiten scheinbar die Oberhand gewinnen.

Das Gesetz der Harmonie

All diese Faktoren beeinflussen unsere körpereigene Abwehr negativ: Unser Immunsystem ist ein fein abgestimmtes System, das dem Gesetz der Harmonie folgt. Es reagiert, wenn Gefahr droht, und schwingt zurück, wenn die Gefahr vorüber ist. Krankheitserreger abzuwehren ist für dieses System überhaupt kein Problem. Das Immunsystem ist sogar so ausgeklügelt, dass es ein Gedächtnis entwickeln und sich beim Zweitkontakt mit einem gleichen oder ähnlichen Erreger sofort noch besser und schneller wehren kann.

Ebenso ist es mit Gefahren aus dem Inneren. Zum Beispiel entarteten Zellen. Normalerweise werden derartige Zellen jeden Tag entdeckt und sofort an Ort und Stelle unschädlich gemacht. Das System verfügt über sogenannte Killerzellen, die durch den Körper patrouillieren und sofort handeln, wenn sie etwas Auffälliges entdecken.

Solange das Immunsystem in einer harmonischen Verteilung jeden Angriff abwehren kann, verschleißt es sich nicht und gewährt ein langes Leben auf hohem Gesundheitsniveau. Probleme entstehen immer dann, wenn das Immunsystem irritiert wird, z. B. durch die gerade angesprochenen Giftstoffe, durch Strahlung, Mehrfachimpfungen, Hormonverstellungen oder Stress – dann ist es diesem perfekt abgestimmten System nicht mehr möglich, effektiv zu arbeiten. Es verliert seine Mitte und die harmonische Schwingung, so entstehen krank machende Endprodukte, sogenannte Immunkomplexe (Komplexe aus einem Antigen und einem Antikörper). Sie können sich an der Innenseite der Gefäßwand festlegen und lösen damit eine Entzündung an der Gefäßauskleidung aus, wie wir gerade bei Infekten mit Coronaviren beobachten konnten.

Wie eingangs erwähnt, liegen bei mehr als der Hälfte der Bevölkerung Grunderkrankungen vor. Das bedeutet: Zu über 50 Prozent funktioniert die Immunantwort nicht richtig, die Harmonie des organischen Abwehrsystems ist gestört. Die wachsende immunologische Disharmonie macht deutlich, weshalb sich die gesundheitliche Verfassung in den letzten Jahrzehnten so drastisch verschlechtert hat.

Wie kommt es aber zu diesem Ungleichgewicht unserer Abwehr? Die folgende Grafik zeigt die unterschiedlichen Einflussfaktoren, die ich hier nur kurz beschreiben und später genauer analysieren möchte.

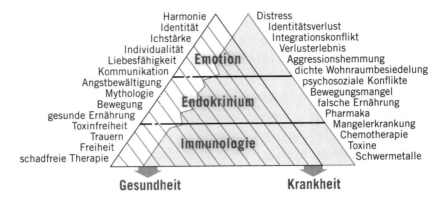

Sind die Regulationsmechanismen zwischen Immunologie, Endokrinium und Emotion gestört oder aufgehoben, folgen eine pathologene Immunantwort und Krankheit.

nach Dr. Peter Schleicher

Was zeigt uns die Pyramide?

In der Grafik sind die Einflussfaktoren aufgelistet und gegenübergestellt, die unser Immunsystem stören und die es wieder ins Lot und zur Harmonie bringen können.

Auf der linken Seite stehen die Positiv-Einflüsse, die unsere Gesundheit unterstützen, auf der rechten Seite finden wir die Krankmacher, die uns auf ganz unterschiedlichen Ebenen herausfordern. Hierzu sind an der Spitze Faktoren wie Stress, Ängste und Verluste aufgeführt, die unser psychisches System oder die emotionale Ebene fordern, in der Mitte falsche Ernährung und Bewegungsmangel, die unser körperliches System, unsere Organe, Gefäße und Nerven, schädigen, und am Ende dann Schadstoffe wie Toxine, Schwermetalle oder Strahlung, die direkt auf unser Immunsystem einwirken.

Ich werde mich an dieser Stelle auf fünf dieser Einflüsse beschränken: Ernährung, Pharmaka, Toxine, Strahlung und Stress, um Ihnen eine Vorstellung zu geben, wie gravierend deren Auswirkungen auf den Menschen sind. Fangen wir mit der Ernährung an.

Zu fett, zu süß, zu viel

Unsere Ernährung wurde mit der Zeit immer einseitiger und unausgewogener, fett- und zuckerhaltiger. Statt frischer Ware kommen heute zumeist industrielle Fertigprodukte mit einer Vielzahl an Zusatzstoffen auf den Tisch, oftmals sind diese Lebensmittel auch noch mit Hormonen belastet. Und vor allem wird zu viel gegessen. Ein Übermaß an Nahrung entspricht nicht der Funktionsweise unseres Körpers, der daran gewöhnt ist, sich viel zu bewegen und über längere Zeit ohne Nahrung auszukommen. Die Jäger der Steinzeit gingen erst einmal jagen und legten dabei schnell laufend mehrere Kilometer zurück, bevor sie dann das erlegte Wild aßen. Wir verbringen die meiste Zeit unseres Lebens sitzend und haben dadurch einen wesentlich geringeren Kalorienverbrauch als unsere Vorfahren. Trotzdem sind die Portionen und die Energiedichte im Laufe der Jahre immer größer geworden.

Um dieses »zu viel« in der Ernährung und die dramatischen Folgen zu verdeutlichen, möchte ich kurz einige aktuelle Daten vorstellen: Laut dem letzten Bericht der DGE (Deutschen Gesellschaft für Ernährung) von 2017 sind 59 Prozent der Männer und 37 Prozent der Frauen hierzulande übergewichtig. In der Altersklasse der Berufstätigen ist Übergewicht heutzutage so weit verbreitet, dass es keine Ausnahme mehr darstellt, sondern der Normalzustand ist. Männer sind besonders häufig zu dick: Am Ende ihres Berufslebens sind 74,2 Prozent übergewichtig. Bei den Frauen im gleichen Alter sind es 56,3 Prozent.

Moderne Ernährung mit Mängeln

Viel Fleisch und Pommes, dafür immer weniger Obst und Ballaststoffe – so sieht es auf den Tellern der westlichen Industrienationen aus. Nährstoffmängel, Verdauungsprobleme sowie eine regelrechte

Epidemie der sogenannten Zivilisations- bzw. Wohlstandskrankheiten sind die Folge. Studien mit Naturvölkern, die neben einer oft pflanzenbasierten Nahrung auch einen sehr aktiven Tagesablauf haben, belegen die nahezu vollkommene Abwesenheit ernährungsbedingter Erkrankungen wie Adipositas, Diabetes Typ 2 und Folgeerkrankungen wie Herz-Kreislauf-Erkrankungen, Alzheimer-Demenz und stoffwechselbedingte Krebsarten. Auch bei uns häufige Leiden wie beispielsweise die »Gicht« findet man bei keinem der Naturvölker – diese Stoffwechselkrankheit ist eine pure »Wohlstandserkrankung«. Eine im renommierten Fachblatt *The Lancet* veröffentlichten Studie von 2017 kam zu dem Ergebnis, dass die Blutgefäße eines 80-jährigen Ureinwohners im bolivianischen Amazonasbecken so geschmeidig wie die eines Mittfünfzigers aus den USA sind. Sie weisen kaum Anzeichen von Arterienverkalkung auf. Außerdem haben 85 Prozent der 40- bis 94-jährigen Ureinwohner keinerlei Risiko für Herzkrankheiten. Zum Vergleich: Bei älteren Amerikanern liegt die Rate bei gerade mal 14 Prozent! Auf dem Speiseplan des Naturvolks stehen wenig gesättigte Fettsäuren, kaum Fleisch und Fisch, dafür viele Ballaststoffe. Während Menschen in Industriegesellschaften mehr als die Hälfte ihres Tages sitzend verbringen, ruhen sich die Ureinwohner nur zehn Prozent ihrer Tageszeit aus. Den Rest verbringen sie mit jagen, fischen oder Getreideanbau – zudem verzichten sie weitgehend aufs Rauchen.

Unsere heutige Ernährung weist folgende Mängel auf:
- » zu viel tierische Fette
- » dafür fehlende essenzielle Fettsäuren
- » mangelhafte Nährstoffe
- » erhöhter Kochsalzverbrauch
- » Giftstoffe in Nahrungsmitteln (z. B. Dioxine, Pestizide)
- » denaturierte Nahrungsmittel (z. B. Fertiggerichte, Weißmehl)
- » Ballaststoffmangel

Zucker und Fett greifen die Abwehr an

Der Zuckerkonsum ist deutlich gestiegen. Lag er vor fünfzig Jahren in Deutschland bei ca. 28 Kilogramm pro Kopf und Jahr, verzehren wir heute pro Kopf circa 36 Kilogramm pro Jahr, Tendenz steigend. Doch diese Entwicklung führt nicht nur zu Übergewicht – ein Zuviel an Zucker macht es dem Immunsystem schwer, Krankheitserreger zu bekämpfen. Schon kurz nach dem Verzehr ist unsere Abwehr um ganze 40 Prozent geschwächt. Ebenso raubt Zucker Vitamin C, das die weißen Blutzellen im Kampf gegen Viren und Bakterien brauchen, denn für die Umwandlung von Zucker in Energie sind Vitamine und Mineralstoffe nötig. Da Zucker diese selbst nicht enthält, wird auf das Depot im Körper zurückgegriffen. Je mehr Zucker wir zu uns nehmen, desto mehr schrumpft unser Depot. In der Folge fehlen unserem Immunsystem eben diese Vitalstoffe, die es dringend benötigt, um einwandfrei zu funktionieren und sich zu aktivieren. Das macht nicht nur dick, sondern auch anfälliger für Krankheiten.

Neben Zucker enthält unsere tägliche Nahrung auch immer mehr Fett, Eiweiße und Kohlenhydrate. Dieses Zuviel führt häufig dazu, dass das viszerale Fett in unserem Körper zunimmt – das ist die innere Fettschicht im Bauchraum, die sich um unsere Organe legt. Aktuelle Forschungen haben Folgendes ergeben: Eine Steigerung des viszeralen Fettes führt dazu, dass eine bestimmte Gruppe von Immunzellen reduziert wird, nämlich diejenigen, die dafür sorgen, dass das Immunsystem nicht die eigenen Zellen angreift. Wenn nun die Anzahl dieser Immunzellen sinkt, können entzündliche Krankheiten wie Rheuma entstehen.

Zusatzstoffe statt Vitalstoffe

Darüber hinaus enthält unser Essen auch immer mehr chemische Substanzen, die krank machen und uns vergiften. Dazu gehören Zusatzstoffe zur Konservierung, Farbstoffe, Weichmacher oder Rückstände beispielsweise von Pestiziden. Neben der ganzen Palette der Chemikalien, die uns die Agrochemie seit Jahrzehnten beschert, wird auf die Böden heute viel mehr Stickstoff ausgebracht (durch Fäkalien aus Tierfarmen und durch Kunstdünger). Daher steigen die Nitratwerte in Boden und Trinkwasser auf bedenkliche Werte an. Viele unserer Böden sind voller Gift und Giftabbauprodukte und wesentlich ärmer an Gesundheitsfaktoren wie Mikroorganismen, Regenwürmern oder Spurenelementen. Daraus folgt, dass auch pflanzliche Lebensmittel weniger Vitalstoffe als früher enthalten, denn die Gesundheit der Pflanzen hängt von der Qualität des Bodens und der humusbildenden Bodenlebewesen ab, und diese ist über die Jahre hin schlechter geworden. Das Gleiche gilt für Produkte aller Art (Milch und Milchprodukte, Fleisch, Innereien, Zuchtfisch, Eier), die von Tieren stammen, die solche Pflanzen fressen.

In dieser falschen Nahrungsproduktion und der daraus folgenden Ernährungsweise liegt einer der Hauptgründe für die meisten Krankheiten, die uns in den westlichen Industriegesellschaften zu schaffen machen. Aber auch in den Entwicklungsländern leiden neuerdings verstärkt viele Menschen an den westlichen Zivilisationskrankheiten, da sie ihre Ernährung »dem westlichen Stil« angepasst haben. Am deutlichsten sichtbar wird dies an der chinesischen Bevölkerung, die in den vergangenen zehn Jahren die Ernährung entscheidend umgestellt hat und seitdem eine rasante Entwicklung chronischer Krankheiten erlebt.

Von Antibiotika, Rheumamitteln und Kortison

Die vergangenen Jahrzehnte bescherten uns eine wahre Flut an Medikamenten. Diese können ein Segen sein, aber auch ein Fluch, denn Pharmaka wurden und werden in unkritischer Weise bei Menschen und Tieren vermehrt verabreicht. Sie fanden vielfältigen Einsatz in der Tiermast und in der Pflanzendüngung. Auf diesem Weg gerieten Antibiotika (und andere Giftstoffe) in hohen Konzentrationen über die Nahrung in den menschlichen Körper. Darüber hinaus wurden Antibiotika gezielt und oft leichtfertig zur Behandlung von Krankheiten jeglicher Art verordnet. Dies kann schwere Immunschäden auslösen. So werden zum Beispiel häufig schädigende *Tetrazykline* verschrieben, welche die Bewegungsfähigkeit der Fress- und Killerzellen beeinträchtigen. Diese Zellen können sich in der Folge nicht mehr aktiv auf Antigene (also Toxine, Viren, Pilze oder Bakterien) zubewegen, sondern sind darauf angewiesen, dass das Antigen in ihre Nähe kommt, um es eliminieren zu können. Allein dieser Vorgang nimmt dem Immunsystem mindestens 80 bis 90 Prozent seiner Abwehrkraft.

Ein weiteres Antibiotikum, nämlich das fluoridhaltige *Ciprofloxacin,* schädigt das Immunsystem erheblich und erzeugt Folgekrankheiten wie Pankolitis (blutige Durchfälle) und weitere Störungen des Darms, aber auch regelrechte Entzündungswellen der Sehnen an den Sprunggelenken und am Knie sowie noch weitere entzündlichen Erkrankungen. Das Fatale ist, dass unser Körper diese Fluoride nicht aktiv ausscheiden kann. Sie bleiben im Organismus. So wird aus der heilsamen Wirkung beim Einsatz eines Antibiotikums später eine Gefahr, die viele chronische Krankheiten erzeugt und auch komplizierte Nachtherapien notwendig macht. Die sogenannten Rote-Hand-Briefe, die von Pharmaziefirmen verschickt werden, machten auf diese schweren Schäden aufmerksam.

Des Weiteren werden immer häufiger *Makrolidantibiotika* eingesetzt, die zwar einen schnellen Effekt haben, jedoch gewichtig in den Stoffwechsel des Immunkreislaufs eingreifen. Hier sollen diese Beispiele genügen, man könnte jedoch problemlos noch eine ganze Reihe weiterer, oft eingesetzter Antibiotika beschreiben und deren schwere immunologische Nebenwirkung aufzeigen.

Doch nicht nur Antibiotika, auch Rheumamittel schwächen unsere Abwehr. Wie bereits beschrieben, werden bei der Autoimmunerkrankung Rheuma körpereigene Strukturen angegriffen; es folgen Entzündungen, die zu Schmerzen und Gelenkschäden führen. Rheumamedikamente sollen diesen Prozess stoppen – doch als Folge schwächen sie das Immunsystem und führen so zur erhöhten Infektanfälligkeit – nicht selten mit schweren Krankheitsverläufen.

Neben Rheumamitteln haben noch weitere Medikamente wie z. B. das viel zu häufig verschriebene *Kortison* die Aufgabe, das Immunsystem zu dämpfen. Der Großteil dieser Immunsuppressiva, die bei Autoimmunerkrankungen wie Allergien, chronischen Darmentzündungen oder Neurodermitis gegeben werden, macht den Patienten wiederum anfälliger für Infektionen durch Viren, Bakterien und andere Krankheitserreger sowie für bestimmte Krebserkrankungen.

Quecksilber in Fischen, Arsen im Reis

Es gibt Metalle, wie beispielsweise Magnesium, Kalzium, Eisen oder Zink, die für den Körper essenziell sind. Schwermetalle, wie Blei, Kadmium, Quecksilber oder auch Arsen, entfalten dagegen eine giftige Wirkung und schwächen das Immunsystem. Quecksilber und Kadmium gelangen bei industrieller Fertigung, der Produktion von Wärme und Strom aus Kohle, Öl oder Gas, aber auch durch unsachgemäße Entsorgung von Batterien oder Farben in die Luft, Gewässer und den Boden, wo sie von Pflanzen oder Tieren aufgenommen und so in unsere Nahrungskette eingespeist werden. Besonders belastet sind Wildpilze, aber vor allem auch Meeresfische wie Thunfisch, Schwertfisch, weißer Heilbutt und Hai, Krustentiere (Krebse), Schalentiere (z. B. Muscheln) oder Weichtiere wie Tintenfische. Quecksilber lagert sich vor allem im Gehirn, in den Nieren, der Leber und der Milz ab und kann ganz verschiedene Beschwerden verursachen: Kopfschmerzen, Nervosität, Zahnfleisch-Entzündungen, Sehstörungen, Störungen des Gleichgewichtssinns, Sprachstörungen, Zittern und Schwerhörigkeit, aber auch unerfüllter Kinderwunsch sowie hormonelle Blockaden und Veränderungen.

Blei gelangt vor allem über Auto- und Industrieabgase in den Boden und in Pflanzen, und darüber wiederum in unser Essen. Es findet sich in Wurst- und Fleischwaren und in Wildpilzen, aber auch Kieselerde-Produkte, Detoxpulver und andere Nahrungsergänzungsmittel weisen oft erhöhte Bleikonzentrationen auf. Das giftige Halbmetall Arsen fällt bei der Verbrennung fossiler Brennstoffe und der Verarbeitung von Blei und Kupfer an. Ebenso enthält Phosphordünger viele Schwermetalle – darunter auch Arsen. Über diese Wege reichert sich Arsen in der Natur an und gelangt schließlich in unsere Lebensmittel. Man findet es in Tierinnereien, vor allem aber in Reis. Die Pflanze nimmt besonders viel Arsen auf, da sie mit den Wurzeln unter Wasser angebaut wird. Das Gift reichert sich vor allem in den Randschichten an – ein Grund, weshalb geschälter Reis in der Regel weniger belastet ist als ungeschälter Naturreis. Die Internationale Agentur für Krebsforschung (IARC) hat Arsen als »krebserregend für Menschen« eingestuft. So bestehe ein hohes Risiko für Lungen-, Haut- und Blasenkrebs.

Die Giftwirkung der Schwermetalle beruht vor allem darauf, dass sie im Körper (Organe, Knochen) gespeichert und nur sehr schlecht wieder ausgeschieden werden. Schwermetalle greifen Zellstrukturen an, vor allem Zellen des Nerven- und des Immunsystems, verursachen chronische Entzündungen, führen zu einer Störung des Immunsystems und können Autoimmunkrankheiten auslösen.

Verschmutzte Atemwege

Doch nicht nur in Wasser und Boden, sondern auch in der Luft finden wir giftige Stoffe. Immer mehr Industrieanlagen schleudern Toxine in die Umwelt. Zunehmender Autoverkehr und Kohleheizungen steigern die Belastungen ins Unermessliche. Durch die weltweite

Gewinnung von Metallen aus tieferen Erdschichten und die zunehmende Verbrennung von fossilen Energieträgern hat die Schwermetallbelastung der Biosphäre rapide zugenommen und nimmt immer noch zu.

Luftschadstoffe verschmutzen die Luft nicht nur in ihrem Ursprungsland. Einige Toxine werden in der Atmosphäre über Hunderte Kilometer, manche sogar rund um den Globus transportiert. Mit dem Ergebnis, dass die Sterblichkeit und die Häufigkeit von Allergien, Tumoren, Nieren- und Lungenerkrankungen drastisch ansteigt.

Ein weiterer Luftverschmutzer ist Feinstaub, der durch Verbrennungsprozesse in Fahrzeugen, Kraftwerken, Öfen und Heizungen entsteht. Auch der Abrieb beim Bremsen und die Abnutzung der Reifen verursachen vor allem in größeren Städten große Feinstaubmengen. Darüber hinaus sollen rund 45 Prozent des Feinstaubs in Deutschland aus der Landwirtschaft stammen, so das Max-Planck-Institut für Chemie.

Feinstaub besteht aus einem Sammelsurium von Partikeln, die in der Luft schweben und einen Durchmesser von weniger als 10 Mikrometern (µm) haben, also weniger als 10 Tausendstel Millimeter. Zum Vergleich: Ein menschliches Haar hat einen Durchmesser von 70 Mikrometern. Die winzigen Teilchen gelangen beim Menschen in die Bronchien und ultrafeine Partikel sogar bis ins Lungengewebe und den Blutkreislauf. Hier können sie Herz und Gefäße schädigen, zur Plaquebildung beitragen und das Risiko für Thrombosen erhöhen. In der »Global Burden of Disease«-Studie steht Feinstaub weltweit an sechster Stelle der Dinge, die den größten Beitrag zur Mortalität leisten. Dass Feinstaub eventuell für schwerere Verläufe bei Viruserkrankungen verantwortlich sein könnte, darauf deuten einige Studien während der Corona-Pandemie hin. In China und Italien waren vor allem die Regionen stark vom Virus betroffen, die eine hohe Feinstaubbelastung aufweisen. Noch gibt es keine eindeutigen Belege, aber Studien an Mäusen deuten darauf hin, dass virale Infektionen im Zusammenhang mit höheren Feinstaubwerten anfangs das Immunsystem unterdrücken und dass nach rund einer Woche deutlich erhöhte Entzündungswerte auftreten. Das Immunsystem wird durch diese Kombination durcheinandergebracht.

Gift im Mund – von Zahnspangen und Prothesen

In Deutschland finden wir ein weiteres Giftproblem auf einer ganz anderen Ebene. Wir haben, nachdem wir in der Zahnmedizin Quecksilber (in Amalgamfüllungen) endlich nach langen Kämpfen nahezu eliminiert haben, nun einen neuen Wahn in der kosmetischen Zahnbehandlung entwickelt: die Zahnspange aus Metall. Fast jedes Kind erhält eine Zahnspange, um leichte Korrekturen an den wachsenden Zähnen vorzunehmen. Diese Zahnspange bleibt oft ein bis zwei Jahre im Mund und setzt permanent Metalle frei, die außergewöhnlich schädlich sind. Diese Metalle werden dann im Körper oxidiert und entwickeln sich zu hochgiftigen Substanzen. Zudem wird bei der Herstellung der Spangen oft Nickel eingesetzt, das häufigste Kontaktallergen in Europa. Auch wenn viele Patienten keine Symptome zeigen, können bei Allergikern schon geringe Mengen dieses Stoffes eine Immunreaktion auslösen. Bei einer Untersuchung von Ökotest fanden sich darüber hinaus in den Gummiringen der Spangen auffällige Werte an Nitrosaminen – eine krebserregende Gruppe von Stickstoffverbindungen. Wenn Metaboliten von Nitrosaminen mit der Erbsubstanz DNA reagieren, können sie diese schädigen und zur Bildung von Tumoren führen.

Doch nicht nur bei Zahnspangen, auch für Kronen, Brücken, Inlays, Onlays und normale Füllungen kommen immer noch jede Menge Metalle zum Einsatz: von Chrom, Eisen und Gold über Molybdän, Palladium und Platin bis hin zu Silizium, Titan und Wolfram – allerdings nicht oder nur selten als Reinmetall, meist als Legierung. Durch Korrosion und Abrieb können die Metallionen in Speichel und Gewebe gelangen, sich von dort einen Weg in andere Körperregionen bahnen und diese in ihrer Funktion stören. Nicht selten beobachte ich bei chronischen Krankheitsfällen und z. B. auch bei Hirntumoren Metalle, die sich im Gewebe angehäuft haben.

Heute ist es manchmal nötig, schon zu einem frühen Zeitpunkt Prothesen in den Körper zu bringen. Man ersetzt damit alle Formen von Gelenken. Auch diese Prothesen enthalten Metalle, die zu Unverträglichkeit und chronischer Entzündung führen können. In Speziallabors kann die Verträglichkeit von Metallen im LTT-Funktionstest überprüft werden. Auf alle Fälle sollte vor jeder Implantation eine genaue Analyse der Verträglichkeit von Metallen vorgenommen werden.

Wichtig ist auch noch der Hinweis, dass Quecksilber und andere Schwermetalle mit langer Halbwertszeit über die Plazenta bei Schwangeren auf das Kind übergehen und so auch Kinder und Babys bereits hohe Konzentrationen dieser Metalle aufweisen können. Quecksilber wirkt toxisch auf das Gehirn, hat eine große Bedeutung bei Erkrankungen wie multiple Sklerose, macht unfruchtbar und belastet die Feten. Auch die Zunahme von Allergien bei Kindern in den letzten Jahren wird unter anderem auf die Schwermetallbelastung zurückgeführt.

Unsichtbare Gefahr aus der Steckdose

In den vergangenen 20 Jahren ist ein neuer Krankmacher dazu gekommen. Wir sind umgeben von Strahlung: Schnurlose Kommunikationssysteme werden nicht nur in Handys benutzt, sondern in unüberschaubar vielen elektronischen und elektrischen Geräten. Funkstrahlungen werden bei Radio- und Fernsehsendern, bei Bahn- und Behördenfunk, Bündelfunk (Taxifunk), Amateurfunk, TETRA-Funk, RADAR, schnurlosen Telefonen, Smartphones und Handys, WLAN, Bluetooth, digitalen Strom-, Wasser- und Heizungszählern,

Babyphones, schnurlosen Spielkonsolen (z.b. Xbox, Playstation, Wii), modernen Autos, PCs, Druckern, Computer-Mäusen, Tastaturen, Herzfrequenzmessgeräten, Richtfunkstrecken, TV-Bildschirmen und schnurlosen Lautsprechern eingesetzt.

Es können auch Mikrowellenherde, Kühlschränke, Kaffeemaschinen, Beamer, Roboter und »Intelligente Assistenten« jeder Art und vieles mehr mit Funk strahlen. Und das selbst dann, wenn sie nur im Stand-by-Betrieb oder gar ausgeschaltet sind. Mit dem Einsatz von 5G wird diese Entwicklung noch einmal beschleunigt und verschärft. Es werden zusätzliche Funksender mit noch höherer Leistung installiert werden, die Zahl der Endgeräte wird sich vervielfachen.

Welche Effekte elektromagnetische Wellen auf den Menschen haben, ist stark umstritten. Während viele unabhängige Studien gesundheitsschädliche Effekte auf den Menschen belegten, lieferte die Mobilfunkindustrie regelmäßig schnell Gegenargumente. Dennoch gibt es viele Indizien dafür, dass die permanente Bestrahlung eine starke Gefahr für den menschlichen Körper darstellen kann. Dies reicht von einer erhöhten Elektrosensibilität über eine Schwächung des Immunsystems bis zum Auftreten von Zellschäden und Tumoren.

Interessante Ergebnisse in diesem Zusammenhang brachten Studien an der Fakultät für Elektrotechnik und Informatik der Hochschule Ingolstadt, die bereits 2006 starteten. Dort wurden Untersuchungen an Tinnitus-Patienten in EMV-Akustik-Kabinen durchgeführt, die arm an elektromagnetischen Schwingungen sind. Dabei zeigten sich interessante Effekte: Der Tinnitus war rückläufig, und das Hörvermögen besserte sich. Was erstaunlich war: Nach mehreren Sitzungen in diesen strahlenarmen Kabinen gingen sogar Entzündungen an Fingern, Knien und anderen Gelenken zurück. Parallel normalisierten sich auch die Entzündungswerte und die Flüssigkeitsansammlung im Gelenk.

Nach diesen vielversprechenden Ergebnissen folgten weitere Untersuchungen: Probanden mit Pollenallergie und anderen Allergieformen zeigte positive Heiltendenzen. Patienten mit multipler Sklerose wurden schubfrei, Kopfschmerzen, Entzündungen am Augennerv, Doppelbilder oder Gefühlsausfälle in den Extremitäten verschwanden. ADHS-Kinder zeigten langfristig eine deutliche Verbesserung, die über viele Jahre anhielt. Autoimmunerkrankungen ließen sich positiv beeinflussen – und zwar mit hoher Erfolgsquote bei Arthrose, Asthma, Hashimoto, Fibromyalgie, Colitis ulcerosa. Sogar epileptische Anfälle konnten durch Sitzungen in der Kabine beruhigt werden.

All diese Ergebnisse belegen eindeutig die negative Wirkung von elektromagnetischen Strahlen auf unseren Körper und unser Immunsystem. Mit zunehmender Weiterentwicklung des Mobilfunknetzes und der WLAN-Systeme kommt eine erhebliche Strahlenbelastung auf die Menschen zu. Ob sie direkt beim Telefonieren das strahlenstarke Handy ans Ohr halten oder ob im Raum durch WLAN oder andere elektronische Geräte Belastungen auftreten, ist dabei einerlei.

Von zu viel Anspannung und fehlender Entspannung

Jede Art von Stress hat einen Effekt auf unser Immunsystem. Dieser Einfluss kann sehr unterschiedlich sein: Eustress, die positive Form von Anspannung, erhöht unsere Leistungsbereitschaft und schärft unseren Blick. Sportliche Aktivitäten sind ein gutes Beispiel für die Kraft von Eustress – hier steigert er unsere körperliche und psychische Leistungsfähigkeit, bis das Ziel erreicht ist. Begleitet wird dieser Stress durch die Ausschüttung von Glückshormonen, die dazu führt, dass wir diese »Belastung« als positiv bewerten. Wichtig nach Phasen von Eustress sind jedoch entsprechende Erholungsphasen, um Körper und Geist zu regenerieren.

Distress hingegen, der negative Stress, entsteht meist da, wo wir uns überfordert fühlen, nicht mehr weiterwissen, keine Pausen zulassen. Oft spielt hierbei eine überhöhte Leistungsanforderung, die man an sich selbst stellt (»Ich bin nur dann etwas wert, wenn ich gute Leistung erbringe«), eine entscheidende Rolle – oder auch das Streben nach Perfektion (»Ich darf mir keinen Fehler leisten, ich muss besser sein als die anderen«). Bei dieser Form von Stress kommt es häufig zu Nervosität, Angst und Panik bis hin zu einem Burn-out.

Problematisch sind dabei nicht akute Stresssituationen, sondern chronischer Stress, dessen Folgen gravierend sein können: Länger anhaltender Stress schwächt das Immunsystem, kann sich in Kopf-, Rücken- und Gliederschmerzen äußern oder zu Herz-Kreislauf- bzw. Verdauungsbeschwerden führen. Man spricht hier auch von »schädigendem Stress«. Stress ist also nicht gleich Stress. Jeder von uns hat den Unterschied zwischen angespannter Erfolgserwartung mit positivem Ausgang und depressiver Reaktion bei aktuellem oder ständigem Misslingen schon einmal gespürt.

Wie sich Stress auf Seele, Nervensystem und unsere Immunabwehr auswirkt, haben die Fachleute aus dem Gebiet der Psychoneuroimmunologie inzwischen weitgehend entschlüsselt. Bei gesundem Stress verstärkt unser Immunsystem die unspezifische Abwehr. Unser Körper richtet sich darauf aus, körperliche Schäden wie eine Wunde oder eine Infektion schnellstmöglich zu beheben. Die Zahl der weißen Blutkörperchen, der Fresszellen und der natürlichen Killerzellen steigt. Die natürlichen Killerzellen erhöhen ihre Aktivität, und spezialisierte Immunzellen wie die T-Lymphozyten teilen sich langsamer. Dies alles führt dazu, dass eingedrungene Krankheitserreger schnell eliminiert werden können.

Ganz anders sieht das allerdings bei lang andauerndem, negativ empfundenem Stress aus: Die Zahl der Immunzellen im Blut sinkt. Die natürlichen Killerzellen sind weniger aktiv. Wie beim akuten Stress teilen sich auch hier die T-Lymphozyten langsamer. Das Immunsystem ist gehemmt, sodass Bakterien, Viren, Pilze und andere Krankheitserreger leichtes Spiel haben. Beispielsweise können in stressigen Zeiten die Herpes-Bläschen wiederkehren, die das Immunsystem sonst gut im Griff hat. Wunden heilen langsamer. Sogar Impfungen wirken bei dauerhaft gestressten Menschen schlechter als bei anderen. Wer also unter Dauerstress steht, wird schneller krank und langsamer wieder gesund.

Ob und wann jemand Stress empfindet, ist dabei individuell sehr verschieden. Was der eine als belastend wahrnimmt, kann für den anderen ein positiver Antrieb sein. Umso wichtiger ist es, das eigene Belastungslevel zu kennen. Mit den richtigen mentalen wie physischen Techniken, z. B. Autogenem Training oder Bewegung, kann es dann gelingen, stressige Situationen für sich – so weit wie möglich – ins Positive zu ändern.

GIBT ES EINE RETTUNG?

»Das Gesundheitsinteresse ist riesengroß, das Gesundheitswissen ist mäßig, das Gesundheitsverhalten ist miserabel«, schrieb der Dichter Christian Morgenstern vor mehr als hundert Jahren.

Der Hauptgrund dafür, dass die Gesundheit vieler Menschen früher oder später beeinträchtigt wird, liegt vor allem in Umwelteinflüssen und dem heute üblichen Lebensstil. Das ist die gute Nachricht, denn sie bedeutet: Jeder kann selbst etwas dafür tun, dass er möglichst lange gesund bleibt. Selbstverständlich gibt es Menschen, die mit einem erblich bedingten unheilbaren Problem geboren wurden. Zudem werden die Grundlagen für ein gesundes Leben früh gestellt, meist im Baby- und Kleinkindalter. Dennoch kann jeder Einzelne in allen Phasen des Lebens zu seiner Gesunderhaltung beitragen. Körperliche Aktivität, ausgewogene Ernährung und weitgehender Verzicht auf Genussmittel wie Nikotin und Alkohol spielen dabei eine entscheidende Rolle.

Aber nicht nur das, denn die Stärkung unseres Immunsystems setzt auf unterschiedlichen Ebenen an. Durch Entgiftung kann jeder seinen Körper stärken, psychisch heilsame Effekte lassen sich durch Entspannung und Meditation erreichen, die Pflege sozialer Kontakte und die Vermeidung von Strahlung tragen ebenso zu einer starken Abwehr bei. Zudem sind auf gesellschaftlicher Ebene eine neue Medizin mit möglichst schadfreien Therapien, eine gesunde Tier- und

Landwirtschaft, die auf den Einsatz von Pestiziden und Hormonen verzichtet, sowie neue Konzepte des Zusammenlebens und ein neues Schulsystem gefordert.

Entscheidend ist es, zu erkennen, dass ein intaktes Immunsystem die Grundvoraussetzung für ein langes und vitales Leben ist – und nicht nur ein kurzfristiger Schutz in Grippezeiten. Um einwandfrei zu funktionieren, muss unsere Immunabwehr in Harmonie gehalten werden – ein Leben lang.

Gesundheit ist kein Zustand, sondern ein Prozess. Dabei sollte man sich nicht ausschließlich auf die Medizin verlassen, die Symptome bekämpft, sondern sich selbst der Ursachen annehmen. Denn wie gesagt: Unsere Lebensweise spielt eine große Rolle, wenn es darum geht, dem Leben nicht nur mehr Jahre zu geben, sondern dieses Plus an Jahren auch mit mehr Gesundheit und Lebensfreude zu genießen.

Ein hohes Alter in guter Gesundheit zu erreichen ist ein hohes individuelles und gesellschaftliches Ziel. Wenn man gesund ist, lassen sich die Alltagskompetenzen aufrechterhalten, die ein selbstständiges und selbstverantwortliches Leben mit eigenen Zielen ermöglichen. Auf den folgenden Seiten erkläre ich Ihnen zunächst, aus welchen wichtigen »Mitspielern« sich unser Immunsystem zusammensetzt, wie die körpereigene Abwehr funktioniert und wer die Angreifer sind, die uns jeden Tag aufs Neue attackieren. Anschließend stelle ich Ihnen die zehn wichtigsten Starkmacher vor, die unser Immunsystem gesund erhalten, und gebe Ihnen einen Ausblick auf neue, vielversprechende Verfahren in Diagnostik und Therapie. Für eine zukunftsweisende Medizin.

TEIL 2

WAS IST EIGENTLICH UNSER IMMUNSYSTEM UND WIE FUNKTIONIERT ES?

WIE UNS DAS IMMUNSYSTEM JEDEN TAG DAS LEBEN RETTET

Jeden Tag wird unser Körper mit unzähligen Gefahren konfrontiert. Die meisten von ihnen nehmen wir überhaupt nicht wahr. Wir sehen die Bakterien nicht, die sich in der Erde befinden, wenn wir den Garten umgraben; wir erkennen die Pilzsporen im Obst nicht, das wir essen; wir bemerken die Viren nicht, die in Aerosolen in der Luft schweben oder möglicherweise auf Türklinken kleben. Selbst größere Feinde wie manche Parasiten registrieren wir erst, wenn sie es geschafft haben, in unseren Körper einzudringen und dort eindeutige Krankheitssymptome hervorzurufen. Diese Angreifer kennt der menschliche Körper seit Jahrtausenden, sie haben ihn über den langen Zeitraum der Evolution begleitet.

Doch fremde Organismen sind längst nicht mehr die einzige tägliche Herausforderung unseres Körpers. In den vergangenen Jahrzehnten sind unzählige chemische Verbindungen, schädliche Substanzen und Strahlungen in unserer Welt dazugekommen, die unsere Gesundheit zusätzlich beeinträchtigen und die ich hier nicht einmal annähernd alle beschreiben kann. Doch einen kleinen Auszug möchte ich hier geben.

Fangen wir bei der Ernährung an – in unseren Lebensmitteln finden sich Spuren von Pestiziden und Ackergiften, darüber hinaus in tierischen Produkten Antibiotika und in vielen Fischen Mikroplastik, Quecksilber und andere Metalle. Verarbeiteten Nahrungsmitteln werden Konservierungsstoffe, Farbstoffe, Geschmacksverstärker und Aromen zugesetzt; in vielen Plastikverpackungen finden sich Weichmacher, in manchen Produkten wie zum Beispiel Schokolade auch Mineralölrückstände. Wenn wir auf die Straße gehen, atmen wir möglicherweise Feinstaub ein; zünden wir uns dann noch eine Zigarette an, nehmen wir neben Teer über 250 giftige Substanzen wie Kohlenmonoxid oder Cyanid-Verbindungen auf. Die Liste dieser Gesundheitsgefahren lässt sich beliebig verlängern. Mittel zur Körperpflege und Kosmetika beinhalten unter anderem möglicherweise krebserregende Aluminiumsalze, Parabene, Weichmacher wie Phthalate und Emulgatoren. Schuhe, Kleidung und Textilien weisen giftige Chromverbindungen, polyzyklische aromatische Wasserstoffe, Formaldehyd und Tenside auf.

Und zu allem Überfluss sind wir seit einigen Jahren Elektrosmog durch schnurlose Telefone, Smartphones und W-Lan in allen Räumen ausgesetzt. Von vielen dieser Dinge wissen wir nicht einmal genau, welche Auswirkungen sie langfristig auf uns haben und wie sie aufeinander einwirken.

Doch nicht nur in der Außenwelt, auch im Inneren unseres Körpers passiert so einiges. Unser Körper besteht aus ca. 30 Billionen Zellen, die sich regelmäßig erneuern. In welchem Zeitraum sich dieser Prozess vollzieht, ist sehr unterschiedlich – auf den Lippen geht das in zwei Wochen, in der Leber dauert es 30 Jahre. Jeden Tag sterben 50 Millionen Zellen ab. Im Zuge dieser lebenslangen Zellteilung können immer wieder Fehler auftreten: Es entstehen entartete Zellen, die zu Krebs und Tod führen können.

Sieht man sich allein diese kurze und unvollständige Liste einmal an, stellen sich einem natürlich sofort die Fragen: Warum sind wir eigentlich nicht dauernd krank? Und wie können wir es schaffen, 80 Jahre und älter zu werden, wenn wir permanent diesen Krankmachern ausgesetzt sind? Was befähigt uns, mit diesen vielfältigen Herausforderungen fertigzuwerden?

Die Antwort ist einfach: Es gibt ein großartiges Verteidigungssystem, das uns schützt – unser Immunsystem.

Ein System aus vielen Bausteinen

Zur Verteidigung gegen infektiöse Mikroorganismen und zur Beseitigung entarteter Zellen hat unser Körper über den langen Zeitraum der Evolution ein höchst wirkungsvolles Abwehrsystem aufgebaut. Dieses System besteht aus verschiedenen Stufen, die je nach Gefährdung Schritt für Schritt zum Einsatz kommen.

Die erste Verteidigungslinie ist die äußere Barriere, bestehend aus der Haut und den Schleimhäuten, die für viele Angreifer nicht oder zumindest nicht leicht zu überwinden ist. Sie schottet unseren Körper weitgehend von der Außenwelt ab – mit Ausnahmen selbstverständlich: Durch die Atmung gelangen Substanzen oder Organismen in den Nasen-, Hals- und Rachenraum und möglicherweise bis in die Lunge, durch die Nahrungsaufnahme können Erreger und Gifte bis in den Magen-Darm-Trakt vordringen, durch geschlechtlichen Kontakt werden Krankheiten übertragen genauso wie durch den Biss oder Stich von Insekten und Spinnentieren. Und manchmal schneiden, kratzen oder schürfen wir unsere Haut aus Versehen auf, was zum Beispiel Bakterien den Weg in das Körperinnere ebnet.

Doch hinter der Hautbarriere wartet eine riesige Armada aus hochspezialisierten Zellen und chemischen Substanzen auf feindliche Organismen, Eindringlinge und Stoffe jeder Art. Warten ist allerdings das falsche Wort: Diese körpereigene Verteidigungstruppe ist permanent in Bewegung. Sie patrouilliert durch die Blut- und Lymphbahnen und sucht überall nach Zeichen einer möglichen Invasion durch Bakterien oder andere feindliche Organismen, aber auch nach entarteten Zellen oder Abfällen, die im Stoffwechselprozess entstehen. Glücklicherweise werden fehlgebildete Zellen fast immer sofort entdeckt und vernichtet, lange bevor sie Krebs herausbilden können.

Das Gleiche gilt für alte, nicht mehr funktionsfähige Zellen, die ebenfalls konsequent zum Absterben gebracht und dann beseitigt werden. Wird ein unbekannter Organismus gefunden oder eine Verletzung oder andere Störung festgestellt, reagiert der Sicherheitsdienst des Körpers blitzschnell und versucht, die Situation zu entschärfen.

Ein einfaches Beispiel

Ehe ich die etwas komplizierte Bekämpfung von Bakterien, Viren und Co. näher betrachte und erkläre, wollen wir uns erst einmal ein einfaches Beispiel ansehen: Was passiert denn eigentlich, wenn wir uns in den Finger geschnitten haben oder von einer Bremse gestochen werden?

In beiden Fällen kommt es an der betreffenden Hautstelle zu einer Entzündungsreaktion. Der geschädigte Bereich wird wärmer und röter, weil er stärker durchblutet wird. Diese stärkere Durchblutung ist notwendig, damit der Heilungsprozess überhaupt stattfinden kann. Die verbesserte Durchlässigkeit der Blutgefäße sorgt nämlich dafür, dass mehr Flüssigkeit aus dem Blut in das Gewebe übergehen kann. Auf diesem Weg treffen die Hilfstruppen zur Bekämpfung einer Infektion und die Gerinnungsproteine zum Schließen der Wunde ein. Die größere Menge an Flüssigkeit wird außerdem benötigt, um giftige Substanzen zu verdünnen und zusätzlichen Sauerstoff und Nährstoffe für den Heilungsprozess anzuliefern.

Das Gleiche geschieht übrigens auch in viel dramatischeren Situationen, bei einem Schlaganfall oder Herzinfarkt zum Beispiel. Auch hier kümmert sich eine riesige Zahl von Helfern darum, den Schaden nach Möglichkeit zu reparieren oder wenigstens gering zu halten.

Bevor ich auf Seite 56ff. das Immunsystem im Detail darstelle, möchte ich an dieser Stelle schon einmal festhalten: Das Abwehrsystem unseres Körpers ist äußerst spezialisiert. Was heißt das? Nicht alle Zellen üben die gleiche Funktion aus. So attackiert ein Teil unseres Abwehrsystems jeden entdeckten Eindringling; ein anderer Teil wendet sich immer nur gegen einen bestimmten Typ von Fremdorganismus; manche Zellen übernehmen die Aufgabe, sich an Erreger zu »erinnern«, sodass sie bei einem erneuten Angriff schnell identifiziert und unschädlich gemacht werden können; wieder andere Zellen »informieren« weitere Verteidiger; einige Zellen »fressen« Eindringlinge, andere setzen auf chemische Kriegsführung und produzieren Stoffe, die Bakterien und Viren töten.

Warum werden wir eigentlich krank?

Unser Körper arbeitet meistens perfekt. Wenn er jedoch überlastet ist, kann es zu Fehlfunktionen kommen, die wir in der Regel als Krankheit bezeichnen. Dabei ist der menschliche Organismus von zwei Hauptgruppen von Erkrankungen betroffen:

Zum einen sind das die Infektionskrankheiten, die wir durch den Kontakt mit anderen Menschen und Organismen wie Viren und Bakterien aus der Außenwelt bekommen. Diese auch als Pathogene bezeichneten Erreger überwinden die Hautbarriere. Sie wachsen und vermehren sich in unserem Körper und lösen Krankheiten aus. Dazu gehören so unterschiedliche Erkrankungen wie das Herpes-Bläschen an der Lippe, eine COVID-19-Infektion oder die Grippe, aber auch Pest, Typhus und Cholera.

Zum anderen sind es die nicht übertragbaren Krankheiten, die lokal, also nur in einem bestimmten Körperbereich, aber auch im ganzen Körper auftreten können. Dazu gehören zum Beispiel Rheuma, Arthrose und Krebs, aber natürlich auch die meisten Herz-Kreislauf-Erkrankungen oder Diabetes mellitus. Diese Krankheiten werden durch Prozesse in unserem Körper ausgelöst und sind nicht ansteckend.

Heute sind nicht übertragbare Krankheiten zumindest in den westlichen Ländern und auch in vielen Teilen Asiens vorherrschend.

Da sie in der Regel mit einem höheren Lebensstandard einhergehen, werden sie häufig als »Zivilisationskrankheiten« bezeichnet. Diese Krankheiten können ihre Ursache z. B. in einem genetischen Defekt haben; andere werden vor allem durch einen »ungesunden« Lebensstil oder/und aufgrund von Umweltfaktoren wie Belastung durch Strahlen oder chemische Substanzen ausgelöst. Zu den bekanntesten nicht übertragbaren Erkrankungen gehört Krebs. Gerät die Zellteilung in bestimmten Körpergeweben außer Kontrolle, kommt es zu einer fehlerhaften und außergewöhnlich schnellen Zellvermehrung. Dies bezeichnet man auch als Tumor. Tumoren verursachen Schäden, da sie auf Organe, Blutgefäße oder Nerven drücken oder sogar die Funktion eines Organs beeinträchtigen können. Krebs ist inzwischen die häufigste Erkrankungsform in den modernen Industrienationen, die verschiedenen Arten der Krankheit sind heute noch vor Herz- und Kreislauferkrankungen die häufigste Todesursache.

Auch in diesem Zusammenhang versucht unsere Abwehr, ihr Bestes zu geben: Sie beseitigt die eingangs besprochenen, möglicherweise Krebs erregenden Fremdstoffe, die wir absichtlich oder unwissentlich aufnehmen, wie zum Beispiel Teerprodukte von Zigaretten aus den Bronchien und der Lunge von Rauchern, oder die vielfältigen Konservierungsmittel, Geschmacksverstärker, Verdickungs- und Farbstoffe, die die Nahrungsmittelindustrie in ihre Produkte mixt. Unsere Abwehr entsorgt Gifte, die in unseren Kleidern und Wohnungen verborgen sind – nur ganz wenigen Stoffen, wie zum Beispiel Quecksilber, Blei oder anderen Metallen, extremen Giften oder radioaktiver Strahlung ist unser Abwehrsystem hilflos ausgeliefert.

WUNDERWERK DER NATUR – DAS IMMUNSYSTEM

Auf den nächsten Seiten werde ich die einzelnen Bausteine und die Arbeitsweise des großen und zugegeben ziemlich komplexen Systems »Immunabwehr« detailliert vorstellen, aber vorher möchte ich Ihnen einige grundlegende Begriffe erklären und einige wichtige Fragen beantworten.

Wo befindet sich eigentlich das Immunsystem im Körper?

Unser Körper setzt sich aus vielen kleinen Einheiten, den Zellen, zusammen. Jede davon ist so klein, dass man sie mit dem bloßen Auge nicht sehen kann. Jede dieser Zellen erfüllt eine (oder mehrere) klar definierte Aufgaben. Das gilt natürlich auch für unsere körpereigene Abwehr: Das Immunsystem besteht ebenfalls aus hochspezialisierten Zellen, den Immunzellen. Diese spezialisierten Zellen gibt es in ganz unterschiedlichen Ausprägungen, wie wir später noch genauer sehen werden. Das menschliche Immunsystem ist also kein einheitlicher Block, sondern besteht aus einer Vielzahl von Elementen, die im Idealfall harmonisch miteinander agieren.

Diese Abwehrelemente finden wir vor allem in unserem Blut. Neben den roten Blutkörperchen, den Erythrozyten, die für den Sauerstofftransport im Körper zuständig sind und für die schöne rote Farbe des Blutes sorgen, enthält es auch sogenannte weiße Blutkörperchen, die Leukozyten. Diese weißen Blutkörperchen sind der wichtigste Grundbaustein des Immunsystems. Sie heißen übrigens so, da sie unter dem Mikroskop weiß erscheinen, weil sie keinen roten Blutfarbstoff (Hämoglobin) enthalten. Die Hauptaufgabe der Leukozyten ist die Abwehr von Krankheitserregern. Da Blut überall im Körper zirkuliert, sind auch die Leukozyten überall zu finden. Um also auf die Eingangsfrage zurückzukommen, lautet die gute Nachricht: Das Immunsystem durchzieht unseren ganzen Körper. Es gibt keinen Teil, der Gefährdungen schutzlos ausgeliefert ist. Dies liegt auch daran, dass die Leukozyten unentwegt in Bewegung sind. Manche Teile unseres Körpers werden aber von den Leukozyten häufiger besucht als andere. So findet man in den Lymphknoten oder auch in der Milz besonders viele von ihnen. Eine große Anzahl weißer Blutkörperchen ist zudem in den Bereichen des Körpers anwesend, die über die Nahrungsaufnahme und die Luft in Kontakt mit der Außenwelt kommen: also Mund, Nase, Lunge und Darm. Und ebenso in der Haut, wo sie alle Keime, die bei einer Verletzung in den Körper eindringen könnten, an Ort und Stelle bekämpfen.

Ist das Immunsystem angeboren, oder bildet es sich erst später heraus?

Beides. Ein Teil unseres Immunsystems ist angeboren. Dieser wird auch als »unspezifische« Abwehr bezeichnet; er kümmert sich beispielsweise darum, Bakterien möglichst schnell aufzuspüren und unschädlich zu machen. Wie der Name schon sagt, ist dieser Teil des Immunsystems nicht auf bestimmte Typen von Eindringlingen spezialisiert, sondern macht gewissermaßen einen Rundumschlag. Diese schnell ausgeführte Verteidigungsaktion erfolgt zwar blitzartig, ist aber nur begrenzt wirksam, weil sie nicht gezielt gefährliche Erreger bekämpft. Die angeborene Abwehr besteht aus vielen Zellen aus der

Gruppe der Leukozyten, der weißen Blutkörperchen. Zu ihnen gehören eine ganze Reihe unterschiedlicher Zelltypen wie zum Beispiel Monozyten, dendritische Zellen, natürliche Killerzellen und Fresszellen.

Die angeborene Abwehr ist bei jedem Menschen gleich und reagiert immer nach demselben Muster: Sie lernt also nichts dazu und entwickelt sich nicht weiter. Um sie in Aktion zu versetzen, ist kein vorhergehender Kontakt mit einem Fremdstoff nötig, beispielsweise mit einem Bakterium oder einem Virus. Wichtig zu merken ist erst einmal: In der Regel reagiert die angeborene Abwehr zuerst und lockt die Immunzellen der erworbenen Abwehr an.

Das Immunsystem in den verschiedenen Altersstufen

Kommt ein Kind auf die Welt, hat es schon bei der Geburt viele Teile des Mikrobioms seiner Mutter übernommen. Diese von der Mutter geschenkten Viren, Bakterien und anderen Organismen sind so etwas wie die Grundausstattung unseres Immunsystems. Damit ist das Kind gleich nach der Geburt gegen Krankheitserreger zum Beispiel im eigenen Darm gerüstet. Bereits während der Schwangerschaft wurden über die Plazenta verschiedene Antikörper in das Immunsystem des ungeborenen Kindes geleitet. Selbst Abwehrzellen produzieren, die Erreger erkennen und vernichten – das kann das Immunsystem des Babys zum Zeitpunkt der Geburt noch nicht. Erst später beginnt es, Millionen unterschiedlicher Abwehrzellen zu produzieren.

Bis es so weit ist, können Mütter durch das Stillen die Abwehrkräfte des Säuglings stärken. Über die Muttermilch wird das Kind – so wie vorher über die Plazenta – mit mütterlichen Antikörpern gegen Erreger versorgt und dadurch passiv immunisiert.

Die ersten fünf Jahre

In den ersten Monaten nach der Geburt profitieren Neugeborene noch vom sogenannten »Nestschutz« – die Antikörper der Mutter schützen das Baby die ersten sechs Monate lang, anschließend muss sich das Kind selbst mit seiner Umwelt auseinandersetzen. In den ersten fünf Jahren lernt das Immunsystem enorm dazu. Das muss es auch. Diesen Lernprozess unterstützt das kleine Kind ganz automatisch. Das Immunsystem studiert am besten, wenn es mit vielen Erregern in Kontakt kommt. Wenn Kindergartenkinder also im Dreck spielen und alles in den Mund nehmen, was sie erwischen können, und viel Austausch mit anderen Kindern haben, sollten Eltern sich freuen, denn das ist das beste Training für das Immunsystem, das man sich vorstellen kann. Auch der Kontakt mit Tieren kann dabei sehr nützlich sein: Studien belegen, dass Kinder, die auf Bauernhöfen mit Viehhaltung aufwachsen, wesentlich seltener an Allergien leiden als Kinder aus Haushalten, in denen auf penible Sauberkeit geachtet wird. Die Erklärung ist einfach: Dort, wo sehr viel geputzt wird, hat das Immunsystem auch weniger Chancen, die wirklichen Feinde erkennen zu lernen; daher richtet es sich gegen die falschen: harmlose Pollen etwa oder Hausstaubmilben.
Abgesehen von elterlicher Toleranz gegenüber Dreck, gibt es in diesem Lebensabschnitt aber noch einen Turbo fürs Immunsystem: Das ist die Bewegung. Wird die Muskulatur bewegt, wird das Lymphsystem auf Trab gebracht. Es transportiert dann Abfallstoffe und Krankheitserreger schneller aus dem Gewebe ab. Aber auch das machen Kinder ganz automatisch, ihr Bedürfnis nach Bewegung ist groß – Eltern oder Erzieher sollten diesem also keine Grenzen setzen. Dies wäre ein großer Fehler.

Natürlich fangen sich gerade kleine Kinder oftmals Infekte ein. Anstatt diese Krankheiten, vor allem Infekte mit Fieber, auf natürlichem Wege durchlaufen zu lassen, wird zu früh zu Medikamenten gegriffen, die das Fieber senken und den Krankheitsverlauf beschleunigen sollen. Dabei stärkt Fieber den Organismus und das Immunsystem. Keine Angst also: Selbst wenn das Fieber auch einmal sehr hoch steigt, sollte man es möglichst nicht senken. Hier gibt es naturheilkundlich sehr viele Möglichkeiten, wie man Fieber auf gute Weise begleiten kann. Kinder durchlaufen ca. 15 Infekte pro Jahr. Das ist normal und wichtig und wird, wenn man diese Prägung des Immunsystems zulässt, weniger, je älter die Kinder werden.

Von der Schulzeit bis ins Erwachsenenleben

In den Jahren vom Schuleintritt bis zur Geschlechtsreife reift das Immunsystem ebenso wie der gesamte Mensch. Es wird immer aktiver und bildet laufend Millionen von spezifischen Abwehrzellen, die Feinde erkennen und bekämpfen. So kommt es, dass in dieser Lebensphase die Zahl der Erkrankungen drastisch sinkt. Jugendliche mit fertig entwickeltem Immunsystem leiden meist nur noch ein- bis zweimal im Jahr unter Schnupfen, Husten oder Heiserkeit. Nach der Pubertät ist die Ausbildung des Immunsystems abgeschlossen. Vom 15. bis zum 50. Lebensjahr bekämpft ein gut trainiertes Immunsystem mit gleichbleibender Intensität Husten-, Schnupfen-, Grippeviren, Bakterien, Pilzsporen, Gifte und andere Erreger. Damit das Immunsystem gut in Schuss bleibt, sollte man es aber auch in diesen Jahren wirkungsvoll unterstützen: Ausreichend Schlaf, viel Bewegung und gesunde Ernährung haben großen Einfluss auf die Funktionstüchtigkeit des Immunsystems.

Ab dem 50. Lebensjahr

Rund um den 50. Geburtstag geht das Immunsystem in Frühpension. Es wird langsam schwächer und kann Erreger zunehmend weniger gut bekämpfen als in den Jahrzehnten davor. Spätestens im Alter von 70 Jahren beschleunigt sich dieser Prozess. Dann wird es immer wichtiger, das Immunsystem zu unterstützen, zu kräftigen, aber nicht zu belasten. Spätestens nun sollte man beim Sport nicht übertreiben und eventuell von anstrengenden Sportarten wie dem Joggen zu weniger anstrengenden wie zum Beispiel Nordic Walking wechseln. Neben einer ausgewogenen Ernährung ist jetzt auch eine ausreichende Flüssigkeitszufuhr besonders wichtig, damit Schadstoffe und Erreger aus dem Körper ausgeschwemmt werden.

Kann sich das Immunsystem an Erreger erinnern?

Wenn die angeborene Immunabwehr das Problem nicht lösen kann, setzt unser Körper die nächste Stufe des Immunsystems ein. Und das ist dann die Premiumversion der Abwehr, die bei jedem Menschen unterschiedlich ist und die gelernt hat, Feinde zu unterscheiden und sie mit speziell entwickelten Waffen zu bekämpfen: die sogenannte »spezifische«, erworbene Immunantwort – die Elitetruppen des Immunsystems sozusagen.

Sie hat alle Eindringlinge, mit denen sie schon einmal Kontakt hatte, in den sogenannten »Gedächtniszellen« abgespeichert. Immunzellen »erinnern« sich also an alle Erreger, mit denen sie schon einmal zu tun hatten. Wenn der Eindringling erneut zur Bedrohung wird, können die Gedächtniszellen auf die erlernte Immunreaktion zurückgreifen. Die notwendigen Abwehrmechanismen sind bereits abgespeichert. Dieses immunologische Gedächtnis hat zwei große Vorteile: Unser Immunsystem kann schneller und effektiver auf eine Infektion reagieren. Das ist auch der Grund dafür, dass wir einige Krankheiten nur einmal im Leben bekommen. Dieses System bleibt nicht irgendwann stehen, sondern es entwickelt sich das ganze Leben hindurch weiter: Mit jeder neuen Infektion prägt sich unser Immunsystem einen neuen Erreger ein.

Wie erkennt das Immunsystem Erreger? Und wie unterscheidet es zwischen Freund und Feind?

Jeden Tag gelangt neben gefährlichen Erregern auch eine Vielzahl anderer fremder Stoffe in unseren Körper. Aus der Sicht unseres Abwehrsystems könnten zum Beispiel unser Essen oder die vielen Millionen nützlicher Kleinstlebewesen, die sich in unserem Darm angesiedelt haben, als feindliche Eindringlinge betrachtet werden. Schließlich befinden sich bis zu 160 verschiedene Bakterienarten in unserem Verdauungsorgan. Diese wiegen übrigens bis zu zwei Kilogramm und sind echte Schwerstarbeiter: Im Laufe des Lebens verarbeiten sie rund 30 Tonnen Lebensmittel und 50 000 Liter Wasser. Ohne diese Bakterien könnten wir nicht leben – sie spalten Nahrung auf, produzieren Vitamine, neutralisieren Giftstoffe und verstoffwechseln Medikamente, die erst im Anschluss wirksam werden können.

Obwohl also immer wieder neue Stoffe von uns aufgenommen werden, startet das Immunsystem im Normalfall keinen Angriff gegen den eigenen Körper. Stattdessen akzeptiert das Immunsystem sowohl den eigenen Körper als auch viele andere Stoffe.

Der Grund dafür liegt in der nahezu perfekten Kontrolle, die das Immunsystem über seine Zellen ausübt. Die Abwehrzellen des spezifischen Immunsystems besitzen mehr als 10 Milliarden verschiedene »Empfänger« der Signale von Fremdkörpern, die sogenannten Antigenrezeptoren. Bei dieser hohen Zahl ist es natürlich prinzipiell möglich, dass es einen fehlgeleiteten Antigenrezeptor gibt, der auf einen körpereigenen Stoff reagiert. Würde dieser sich nun gemeinsam mit einem Lymphozyten – er gehört zu der Gruppe der weißen Blutkörperchen und hat die Aufgabe, Fremdstoffe zu erkennen und zu entfernen – im Blut befinden, hätte dies schwerwiegende Folgen: eine Autoimmunerkrankung.

Damit das nicht passiert, hat der Körper eine Kontrollinstanz geschaffen: Lymphozyten werden vor ihrer Freilassung ins Blut überprüft, ob ihre Antigenrezeptoren auch wirklich den eigenen Körper als »Freund« und nicht als »Feind« erkennen. Gelangt einer dieser gefährlichen Lymphozyten dennoch ins Blut, kümmern sich Mechanismen darum, die dazu da sind, unnötige Immunantworten zu stoppen, und stellen ihn ruhig.

Ist die Immunabwehr allerdings aus der Balance geraten, greift eben dieser selbstschützende Mechanismus nicht mehr – so können Autoimmunerkrankungen wie Allergien oder Rheuma entstehen.

Welche Organe, Zellen und Stoffe sind im Einsatz für unsere Abwehr?

Das menschliche Immunsystem ist in der Realität ausgesprochen vielschichtig, und es würde den Rahmen dieses Buches sprengen, ausführlich die einzelnen Bestandteile dieses komplexen Systems und die Vielzahl der Vorgänge zu beschreiben. Auf den folgenden Seiten ist unser Immunsystem sehr vereinfacht dargestellt und als Zusammenspiel verschiedener Abwehrkräfte auf drei Ebenen charakterisiert:
1. der Ebene der mechanischen Barriere aus Haut und Organen,
2. der Ebene der zellulären Abwehr und
3. der Ebene der humoralen Abwehr.

Bevor ich dieses Zusammenwirken beschreibe, möchte ich noch kurz die beiden Begriffe »zelluläre« Abwehr und »humorale« Abwehr erklären.

Die humorale Abwehr

Die humorale oder auch antikörpervermittelte Immunität basiert auf in den Körperflüssigkeiten befindlichen chemischen Substanzen, den sogenannten Antikörpern, die dazu beitragen, Erreger unschädlich zu machen. Dieser Vorgang wird von bestimmten weißen Blutkörperchen, den B-Lymphozyten oder B-Zellen, gesteuert. B-Zellen heißen so, weil sie im Knochenmark (engl. »bone marrow«) reifen. Die humorale Abwehr ist also die Abwehr, die über bestimmte Stoffe im Blut erfolgt, z. B. in Form von speziellen Eiweißstoffen (wie beispielsweise den Immunglobulinen).

Die zelluläre Abwehr

Dagegen arbeitet das zelluläre Immunsystem mit spezifischen Abwehrzellen, den T-Lymphozyten (kurz als T-Zellen bezeichnet), die Eindringlinge direkt zerstören. Die T-Zellen haben ihren Namen von der Thymusdrüse, in der sie gebildet werden. Halten wir fest: Die zelluläre Abwehr wird also von verschiedenen Zellen im Blut und Gewebe gebildet. Dazu gehören auch die natürlichen Killerzellen, große Lymphozyten, die sich gegen Krebszellen und virusinfizierte Körperzellen wenden, und spezialisierte Fress- und Abräumzellen.

> Im Kampf gegen äußere Feinde und innere schädigende Entwicklungen arbeitet unser Immunsystem also mit verschiedenen Abwehrmechanismen, die nur dann optimal funktionieren können, wenn sie im richtigen Verhältnis vorhanden und exakt reguliert sind.

Das erste Schutzschild – Haut und Schleimhäute

Unsere Haut bietet nicht nur Schutz gegen Austrocknung, Hitze und Kälte. Meist unbemerkt erledigt sie ihren immens wichtigen Job, schützt uns vor ungebetenen Gästen, giftigen Substanzen und Strahlen, repariert Schäden und sorgt nebenbei noch für ein optimales Körperklima. Haut und Schleimhäute schirmen die sich nach außen öffnenden Körperhöhlen des Verdauungstrakts, des Atemsystems, der Harnwege und des Genitaltrakts ab. Bereits an diesen Barrieren scheitern die meisten Krankheitserreger, denn die verschiedenen Bastionen dieses äußeren Schutzrings benutzen zahlreiche äußerst raffinierte Abwehrtechniken.

Kaum ein Mikroorganismus kann die äußere Schicht der Oberhaut durchdringen, da er sofort zusammen mit den toten Hautschuppen abgestoßen wird. Zehn Gramm abgestorbener Hornzellen lösen sich jeden Tag aus der Oberhaut und rieseln still und leise zu Boden. Zudem sondern die zwei Millionen Schweißdrüsen das Enzym Lysozym ab, das antimikrobiell wirkt.

Vor allem aber besitzen wir die sogenannte Normalflora – eine Kolonie von Mikroorganismen (vor allem Bakterien, Hefepilze und Parasiten), die Haut und Schleimhaut besiedeln. Allein in der Flora der Nase leben rund 900 verschiedene Bakterienarten. Normalerweise herrscht eine friedliche Stimmung zwischen dem Wirt (also uns Menschen) und den Mikroorganismen. Diese Normalflora dient als Schutz vor Krankheitserregern, denn durch die hohe Besiedlungsdichte übernehmen unsere »hauseigenen« Keime eine Platzhalterfunktion, die es pathogenen Erregern unmöglich macht, sich einzunisten. Durch die Produktion von antimikrobiellen Substanzen können fremde Erreger zusätzlich bekämpft werden.

Neben dieser Schutzfunktion halten die Mikroorganismen auch unsere Abwehr auf Trab: Da Keime der Normalflora hin und wieder über minimale Verletzungen in den menschlichen Organismus eindringen können und eine gewisse Immunreaktion auslösen, halten sie das Immunsystem auf einem steten Level.

Es ist daher immens wichtig, dass diese Normalflora nicht aus der Balance gerät, wie das zum Beispiel bei übertriebener Hygiene oder übermäßigem Gebrauch von Desinfektionsmitteln der Fall ist, denn dadurch wird das gut abgestimmte Milieu empfindlich gestört.

Im Mund und in der Speiseröhre sorgen Schleimhäute dafür, dass fremde Bakterien, die wir mit der Nahrung zu uns nehmen, möglichst nicht ins Körperinnere gelangen. Sollten sie es dennoch bis in den Magen schaffen, werden sie dort von einem See aus saurer Flüssigkeit empfangen, der zwar vor allem der Verdauung dient, gleichzeitig aber vielen Erregern den Garaus macht. Dem Rest von ihnen geht es im Darm auch nicht besser, denn auch hier, auf der Darmschleimhaut, leben wieder jede Menge Mikroorganismen, die kaum Platz für Eindringlinge lassen.

Das Innere von Luftröhre und Bronchien ist zur Infektionsabwehr ebenfalls mit Schleimhäuten ausgekleidet. Hier wird kontinuierlich Schleim produziert und laufend in den oberen Rachenraum transportiert, wo er entweder geschluckt oder ausgehustet wird. Im Bereich der Augen beseitigt das in der Tränenflüssigkeit enthaltene Lysozym Staub und Mikroorganismen. Über die Blase werden Bakterien aus der Harnröhre gespült, und das Eindringen von Erregern wird verhindert. Welche bedeutende Schutzfunktion die Haut hat, erkennt man anhand von Erkrankungen wie Neurodermitis, bei der kleine Defekte im Erbgut Risse und brüchige Stellen in unserem »Schutzpanzer« verursachen, sodass sich dort Partikel von Fremdstoffen, Milben oder Krankheitskeimen festsetzen können. Das Immunsystem reagiert darauf mit allergischen Reaktionen – und so kommt es zu Entzündungen und dem charakteristischen teuflischen Juckreiz.

Nach der ersten Schutzbarriere möchte ich Ihnen nun die inneren Organe vorstellen, denen eine große Bedeutung bei der Immunabwehr zukommt:

Die Rolle der Organe bei der Immunabwehr

Die **Milz** ist eine Art Blutfilter. Sie hat unter anderem die Aufgaben, im Falle einer Infektion zur raschen Vermehrung von Lymphozyten beizutragen, bei der Entsorgung von Krankheitserregern zu helfen und alte, schwache rote Blutkörperchen abzubauen. Menschen, denen man die Milz aus irgendeinem Grund entfernen musste, haben daher eine deutlich eingeschränkte Immunabwehr. In der Milz werden auch die Gedächtniszellen stationiert und im Bedarfsfall aktiviert.

In die **Leber**, unser größtes und bedeutendstes Stoffwechselorgan, strömt über ein eigenes Gefäßsystem alles hinein, was mit der Nahrung ins Blut gelangt ist: Nährstoffe, Vitamine, Medikamente, Hormone, aber auch schädliche Stoffe wie Umweltgifte. Die Zellen der Leber haben nun die gewaltige Aufgabe, diese Stoffe zu analysieren, zu ordnen und daraus lebenswichtige Bausteine zusammenzufügen, zum Beispiel Cholesterin, die Gallenflüssigkeit und Blutgerinnungsstoffe. Die Leber ist also Energiespeicher und Müllentsorgungsanlage in einem: In ihr werden Zucker, Fette und Vitamine gespeichert. Und hier geschieht auch der Abbau von Fremdstoffen wie zum Beispiel Alkohol, Arzneimitteln und eben auch von Krankheitserregern. Chemiefabrik ist die Leber auch: Hier werden die Eiweißstoffe produziert, die den Immunzellen bei der Abtötung von Bakterien helfen.

Der **Darm** wurde lange Zeit nur als Verdauungssystem wahrgenommen – dabei stellt er einen wesentlichen Faktor der Immunabwehr dar. Genau wie die Haut ist nämlich auch der Darm von einer Vielzahl an Mikroorganismen besiedelt, die sowohl als Schutz vor Erregern wie auch als lebenslanges Trainingszentrum der Abwehr fungieren.

Hier konkurrieren Darmbakterien mit Krankheitserregern um »Futter« und Andock-Stationen an der Darmwand. Zusätzlich verbrauchen sie den Sauerstoff, den viele krankmachende Bakterien benötigen. Auf diese Weise können die guten Darmbakterien verhindern, dass sich gefährliche Keime ausbreiten und die Darmschleimhaut überwuchern. Einige unserer Darmbewohner produzieren außerdem antibakterielle Stoffe, die das Wachstum körperfremder Bakterien eindämmen – so bilden Laktobazillen und Bifidobakterien beispielsweise Milchsäure, die den pH-Wert im Darm absenkt, sodass ein saures, darmfreundliches Milieu entsteht.

Dieses sogenannte Mikrobiom bildet zusammen mit der Darmschleimhaut und einer riesigen Zahl von dort lebenden Immunzellen, Lymphgefäßen, Lymphknoten und Nervenzellen also eine Einheit, von der unsere Gesundheit in hohem Maße abhängt. Die Bedeutung dieses Zusammenwirkens wurde erst in den letzten Jahren erkannt, und die Wissenschaft ist gerade dabei, das Gebiet intensiv zu erforschen, da viele Funktionen unseres Körpers, auch die unseres Gehirns, durch das Mikrobiom stark beeinflusst werden.

Die unterschiedlichen Zellen und ihre Aufgaben

Jetzt gehe ich ins Detail und komme endlich zu den bereits angesprochen Zellen, denn hinter den mechanischen Barrieren befinden sich die eigentlichen Wächter des Immunsystems. Und ihre Zahl und ihre Vielfalt sind in der Tat beeindruckend.

Die vorderste Front des Abwehrsystems stammt aus dem unspezifischen Immunsystem (also dem Teil der Abwehr, der von Geburt an vorhanden ist) und besteht vor allem aus den Phagozyten (der Name kommt vom altgriechischen »phagein« = fressen, daher werden sie auch oft als »Fresszellen« bezeichnet). Und diese Zellen sind in der Tat wahre Allesfresser: Sie sind in der Lage, sowohl lebende als auch unbelebte fremde Stoffe (wie zum Beispiel Feinstaubpartikel) unschädlich zu machen. Unterstützt werden diese Fresszellen von merkwürdig aussehenden Gebilden, den dendritischen Zellen (»dendritisch« = verzweigt), die so bezeichnet werden, weil ihr Zellkörper wie ein kleiner Baum aussieht. Nur dienen ihre Äste als Fangarme, mit denen sie Bakterien oder andere Fremdorganismen ergreifen und dann entweder zur Inspektion zu den Lymphknoten transportieren oder sie gleich zu den Fresszellen bringen, die sie dann auf der Stelle erledigen.

Dies geschieht alles, bevor sich die Eindringlinge in Körperzellen breitmachen können. Sollte aber die erste Verteidigungslinie überwunden werden, kommt eine weitere Abwehreinheit ins Spiel. Ist es zum Beispiel einem Virus gelungen, an eine Zelle anzudocken und diese zu infizieren, sendet diese Zelle eine Art Hilferuf aus. Dies geschieht durch die Freisetzung von chemischen Stoffen, die andere Abwehrzellen, in diesem Fall die »natürlichen Killerzellen«, in Alarmstimmung versetzen. Sie agieren auf ziemlich radikale Weise: Sie zerstören die infizierte Zelle auf der Stelle.

Diese genannten Abwehrzellen sind die Hauptbestandteile unseres angeborenen Abwehrsystems – und wie ich gerade beschrieben habe, sind sie nicht sehr wählerisch in der Auswahl ihrer Beute und ihrer Methoden. Sie stürzen sich einfach auf alles Schädliche, das ihnen in unserem Körper auffällt.

Den Feind erkennen und gezielt vernichten

Viel präziser arbeitet dagegen die Armee der Immunzellen des »erworbenen Immunsystems«, das wir erst im Lauf unseres Lebens herausbilden. Die wichtigsten Teile dieses Systems gehören wie die natürlichen Killerzellen zu den Lymphozyten, also bestimmten weißen Blutkörperchen, die im Knochenmark und in der Milz entstehen. Sie haben ganz besondere Fähigkeiten: Sie können nicht nur eindringende Krankheitserreger genau unterscheiden, sondern sie auch mit genau auf diese Erreger ausgerichteten Waffen bekämpfen. Zwei Haupttypen der Immunzellen sind dabei vor allem wichtig – die

B-Lymphozyten und die T-Lymphozyten, die zwei grundsätzlich unterschiedliche Methoden anwenden, um uns gesund zu machen.

Wie arbeiten die B-Lymphozyten?

B-Lymphozyten sind Zellen, die Krankheitserreger und deren besondere Merkmale – die »Antigene« – genau erkennen, wobei sie sich jeweils immer nur auf ein bestimmtes Feind-Antigen spezialisieren. Es gibt also B-Lymphozyten, die sich gegen Keuchhusten rüsten, andere B-Lymphozyten kämpfen gegen Masern, wieder andere gegen Mumps. Bei jedem Kontakt mit einem Erreger werden die betreffenden Viren, Bakterien oder auch Pilze sofort in den Lymphknoten überprüft: Haben wir bereits einmal Kontakt mit diesen Erregern gehabt? Lautet die Antwort »nein«, wird mit der Produktion von geeigneten Waffen begonnen, was natürlich ein wenig Zeit kostet; in der Regel vergehen vier Tage bis eine Woche. Diese Waffen sind chemische Substanzen, die auch Antikörper genannt werden. Das Besondere an einem Antikörper ist, dass er sich wie mit Handschellen an die Hülle des eingedrungenen Feindes ankettet und ihn damit eindeutig als zu zerstörende Struktur markiert. So kann er von weiteren Zellen des Immunsystems erkannt und im gemeinsamen Zusammenspiel vernichtet werden.

Wie arbeiten die T-Lymphozyten?

Während die B-Zellen also Antikörper produzieren, zerstören T-Zellen die infizierte Körperzelle und damit den Erreger. Auch sie sind auf genau einen Erreger spezialisiert (das unterscheidet sie von den Fresszellen, die pauschal »alles Fremde« vernichten). Allerdings können sie nicht von selbst erkennen, um welchen Typ Erreger es sich bei einem Eindringling handelt. Sie brauchen daher Hilfstruppen. Hier spielen nun die dendritischen Zellen eine wichtige Rolle.

Dendritische Zellen schlucken entweder die Erreger direkt, oder sie schlucken Zellen, die von den Erregern infiziert wurden. Nachdem sie diese aufgenommen haben, transportieren die dendritischen Zellen sorgfältig Bruchstücke des Erregers zu Plattformen auf ihrer Zelloberfläche. Auf diese Weise vorgezeigt, signalisieren die Bruchstücke des Erregers den T-Zellen: »Achtung! Wir sind von diesem Erreger infiziert worden!« Dieser Vorgang, durch den gezeigt wird, welcher Keim die Infektion ausgelöst hat, wird auch Antigenpräsentation genannt.

Da sich eben diese Teile von verschiedenen Erregern in ihrer Form ganz klar unterscheiden, können nun die jeweiligen T-Zellen genau erkennen, auf welchen Eindringling sie sich stürzen müssen, um ihn zu vernichten.

So findet in unserem Körper schon bei einer einfachen Erkältung eine regelrechte Schlacht statt, von der wir ein paar Tage lang höchstens leichtes Fieber, eine laufende Nase oder ein Schwächegefühl spüren.

Welche Rolle spielt eigentlich das Fieber?

Schon eine leichte Erhöhung der Körpertemperatur (um 38 °C) reicht aus, die Vermehrung von Bakterien zu verhindern und den Stoffwechsel zu beschleunigen, sodass der Verteidigungs- und Heilungsprozess schneller erfolgen kann. Und das ist auch der Grund, warum Fieber nicht sofort künstlich gesenkt werden soll. Fieber ist kein Krankheitssymptom, sondern eine Reaktion unseres Immunsystems.

Das Schaltzentrum der Körpertemperatur sitzt im Gehirn. Wird nun durch einen Erreger Alarm unter den weißen Blutkörperchen ausgelöst, wird gleichzeitig ein Botenstoff freigesetzt, der das Gehirn veranlasst, den Thermostat um einige Grad höher zu stellen. Daraufhin erhöht sich die Körpertemperatur – und man fiebert. Durch Fieber wird auch die Anzahl der Abwehrzellen erhöht und die Leistungsbereitschaft verstärkt.

Doch kommen wir zurück auf die einzelnen Zellen der Immunabwehr.

Wie genau hält das Immunsystem verschiedene Krankheitserreger auseinander?

Wir wissen bereits, dass jeder Lymphozyt jeweils nur einen Antigenrezeptortyp besitzt. Das heißt, wenn man Masern bekommt, werden nur die Lymphozyten mit dem Antigenrezeptor für eben dieses Masernvirus den Erreger erkennen. Zellen, die andere Erreger aufspüren können, werden ihn ignorieren. Wenn man Keuchhusten bekommt, reagiert ein anderer Typ usw. In unserer Umwelt gibt es Millionen und Abermillionen verschiedener Erreger. Das bedeutet natürlich, dass unser Körper eine unvorstellbar große Anzahl an unterschiedlichen Lymphozyten benötigt, um sich zu schützen. Zum Glück gibt es diese große Vielfalt. Der Mensch besitzt ca. 10 Milliarden Antigenrezeptoren. So kann unser Immunsystem uns vor einer großen Vielzahl ganz unterschiedlicher Erreger beschützen.

Wie erinnert sich der Körper an Erreger, die bereits einmal zu einer Erkrankung führten?

Wenn eine B-Zelle das erste Mal auf einen Erreger trifft, braucht die Zelle vier Tage bis eine Woche, um Antikörper gegen ihn zu produzieren. In dieser Zeit vervielfältigt sich die B-Zelle und entwickelt sich zu einer Zelle, die gewaltige Mengen an Antikörpern produzieren kann. Allerdings werden nicht alle B-Zellen zu Antikörper-produzierenden Zellen. Einige B-Zellen bekommen die Aufgabe, sich an den neuen Erreger zu erinnern. Diese B-Zellen werden als B-Gedächtniszellen bezeichnet. Sie lagern in der Milz, können Jahrzehnte überleben und bei einer erneuten Begegnung mit demselben Antigen das Verteidigungsprogramm einleiten.

Wenn eine B-Gedächtniszelle später im Leben auf einen Erreger trifft, an den sie sich erinnert, fängt sie sofort an zu arbeiten und produziert innerhalb weniger Stunden eine enorme Menge passender Antikörper. Doch die B-Gedächtniszellen sind später nicht nur schneller, wenn es um die Bildung von Antikörpern geht. Sie produzieren auch Antikörper in einer besseren Qualität als B-Zellen, die zum ersten Mal auf einen Erreger treffen. Diese »Superantikörper« können sich fester an bakterielle Toxine binden; außerdem kennzeichnen sie Bakterien besser für Makrophagen, die diese dann leichter auffinden und fressen.

Auch T-Lymphozyten, die durch den Körper wandern, können sich erinnern.

Wie kommen die B- und T-Zellen zu ihrem Einsatzort?

Unsere Immunzellen, die Sie jetzt schon näher kennengelernt haben, werden im Knochenmark und im Thymus gebildet – und sind anschließend ständig in Bewegung. Sie patrouillieren 24 Stunden am Tag und 7 Tage in der Woche durch unseren ganzen Körper. Wo auch immer eine Infektion auftritt – ob an den Augen, im Darm oder in den Zehenspitzen: Sobald die Immunzellen davon Wind bekommen, machen sie sich dorthin auf den Weg – und zwar über die Blutgefäße und die ausschließlich für sie gemachten Wege, die sogenannten Lymphgefäße.

Genau wie Blutgefäße sind Lymphgefäße wie ein Straßennetz im ganzen Körper verbreitet. An den Stützpunkten, den Lymphknoten, sammeln sich die durch die Blut- und Lymphgefäße wandernden Immunzellen in großer Zahl. Diese Lymphknoten sind kleine bohnenförmige Gebilde; man kann sie normalerweise nicht spüren, obwohl sie in regelmäßigen Abständen überall im Körper vorhanden sind.

Das ändert sich aber, wenn etwas nicht stimmt. Tritt in ihrer Nähe eine Infektion auf oder kommt es zu einem Entzündungsvorgang, dann schwellen sie an und lassen sich unter der Haut ertasten.

Wie klappt die Kommunikation der Zellen in diesem gigantischen Netzwerk?

Nur weil sich im Körper eine große Anzahl von Immunzellen befindet und diese Zellen miteinander Informationen austauschen und eng zusammenarbeiten, kann sich das Immunsystem gut gegen Erreger wehren. Dabei benutzen die Zellen eine Vielfalt an Molekülen, um Informationen auszutauschen. Dies geschieht natürlich auf chemischem Weg. Die Moleküle, die zur Verständigung zwischen Immunzellen benutzt werden, heißen in der Fachsprache Zytokine. Sie ermöglichen Immunzellen, mit anderen Zellen in Kontakt zu treten, selbst dann, wenn sie weit voneinander entfernt sind. Am ehesten lassen sich diese Zytokine mit einer E-Mail oder einem Brief vergleichen.

Anders als wirkliche Briefe oder E-Mails brauchen Zytokine allerdings keine Adressen, um ans richtige Ziel zu gelangen. Denn Immunzellen können immer nur die Briefe oder E-Mails empfangen, für die sie den passenden Briefkasten oder die passende Mailbox haben. Nachrichten, die eine andere Form aufweisen, können nicht empfangen oder verstanden werden.

Deswegen übermittelt jedes Zytokin immer nur eine bestimmte Botschaft, wie z. B. »Arbeiten!« oder »Teilen!« Andere Zytokine geben die Anweisung, dass die Zellen Pause machen oder sich selbst zerstören sollen, beispielsweise um die Abwehr nach Beseitigung eines Erregers zu beenden.

Mithilfe dieser chemischen Nachrichten bauen Immunzellen ein anspruchsvolles Netzwerk auf, über das sie sich dauernd – ähnlich wie der moderne Mensch, der permanent über das Handy mit anderen kommuniziert – miteinander verständigen.

Wie reguliert sich das Immunsystem wieder nach einer Abwehr?

Den Angriff, den Immunzellen starten, um den Körper von Erregern zu befreien, nennt man Immunantwort. So wird bei einer Erkältung durch die Immunantwort Fieber verursacht. Was aber würde geschehen, wenn das Fieber nicht wieder fällt, nachdem der Erreger schon beseitigt ist?

Das Immunsystem hat eine Vielzahl von Möglichkeiten, um eine Immunantwort zu beenden oder eine Überreaktion zu vermeiden. Dafür besitzt es Moleküle und Zellen, die die Rolle eines »Dämpfers« der Immunantwort übernehmen.

Das Immunsystem kann dabei nicht nur bereits begonnene Antworten aufhalten, sondern auch verhindern, dass eine unnötige Antwort einsetzt. Antigenrezeptoren auf Lymphozyten sind äußerst empfindlich und können bereits sehr schwache Signale erfassen. Bei diesen schwachen Signalen wird aber nicht sofort der Verteidigungsfall ausgerufen – wenn die Zellen so ein schwaches Signal empfangen, antworten sie erst einmal nur mit »Abwarten« und »Bereitschaft«. Erst wenn das Signal durch eine Infektion stärker wird, treten sie in Aktion, und es wird die allgemeine Mobilmachung angeordnet.

Halten wir hier erst einmal fest: Im Normalfall schützt das Immunsystem unseren Körper mit einem extrem zuverlässigen Verteidigungssystem. Es ist mit spezialisierten Zellen ausgestattet, verfügt über ein anspruchsvolles Kommunikationssystem und ist mit effektiven und hochspezifischen Waffen, wie z. B. Antikörpern, bestückt.

Voraussetzung dafür ist, dass die Erreger als »fremd«, das heißt als nicht zum eigenen Körper gehörend erkannt werden. Unser Immunsystem lernt dieses Erkennen bereits in den ersten Lebensjahren. Stoffe, die während des späteren Lebens von außen mit dem Körper in Kontakt kommen, werden als fremd angesehen und lösen eine Reaktion des Immunsystems aus. Eine solche Reaktion bezeichnet man auch als Immunantwort.

Doch wie sehen eigentlich die Angreifer im Detail aus? Welche Gesundheitsgefahren bringen Fremdorganismen mit sich?

DIE FEINDE VOR DEN TOREN – WER SIND DIE ANGREIFER?

Auch wenn wie schon erwähnt in Deutschland und überhaupt in der westlichen Welt längst Krebs und Herz-Kreislauf-Erkrankungen die häufigsten Todesursachen darstellen, zählen Infektionen in vielen Ländern der Welt noch immer zu den größten Bedrohungen für die Gesundheit der Menschen. In Afrika beispielsweise trifft eine mangelhafte medizinische Versorgung (z. B. fehlende Diagnosemöglichkeiten, Medikamente, Impfungen) oft auf schlechte hygienische Bedingungen und Unterernährung. Hinzu kommt ein warmes Klima, das den unterschiedlichsten Bakterien, Viren oder Parasiten ideale Lebensmöglichkeiten eröffnet. So gibt es zum Beispiel in Afrika viele Erreger, die in Deutschland noch gar nicht vorkommen, wie Malaria, Dengue-Fieber oder Gelbfieber.

Die COVID-19-Pandemie zeigt uns darüber hinaus, dass auch in den Wohlstandsgesellschaften – und gerade in Ländern mit einer im Durchschnitt eher alten Bevölkerung – immer wieder die Gefahr besteht, dass neue oder veränderte Erreger unabsehbare Folgen für Gesundheitssysteme und damit die Lebenserwartung von Menschen zeitigen können.

Die häufigsten Erreger von Infektionskrankheiten sind Mikroorganismen, also Viren und Bakterien, seltener Einzeller und Pilze. Aber auch etwas größere tierische Organismen (z. B. Egel, Bandwürmer oder Läuse), die auf der Haut, in Darm, Leber, Blut und anderen

Körperbereichen leben, können uns krank machen. Obwohl diese Kleinstlebewesen relativ unterschiedliche Symptome hervorrufen können, gehen sie immer nach ähnlichen Prinzipien vor: Vereinfacht gesagt, beeinträchtigen sie entweder die Zellfunktion oder sondern zellschädigende Giftstoffe ab. Diese Aktivitäten der Mikroorganismen und die daraufhin erfolgenden Reaktionen des Immunsystems lassen dann die typischen Anzeichen und Symptome einer Erkrankung entstehen. Bevor es dazu kommt, vergeht in der Regel etwas Zeit, die sogenannte Inkubationszeit; sie kann je nach Erreger einen Zeitraum von Stunden bis zu einigen Jahren umfassen, bevor die Erkrankung schließlich zum Ausbruch kommt.

Im Grunde ist kaum ein Bereich des Körpers vor Infektionen geschützt. So werden die Atemwege durch Erkältungen, Nasennebenhöhlenentzündungen, Bronchitis, Lungenentzündungen und natürlich die Grippe in Mitleidenschaft gezogen. Zu den typischen Infektionskrankheiten des Magen-Darm-Trakts gehören zum Beispiel Infektionen mit Rota- oder Noroviren genauso wie Lebensmittelvergiftungen durch Salmonellen oder Listerien. Hepatitisviren können die Leber befallen, unterschiedliche Erreger können in den Geschlechtsorganen Blasenentzündungen, Harnröhrenentzündungen, Nierenbeckenentzündungen und diverse Geschlechtskrankheiten auslösen.

Vor allem junge Menschen sind von Krankheiten betroffen, die sich auf der Haut und den Schleimhäuten zeigen: Dazu gehören die klassischen Kinderkrankheiten wie Windpocken, Masern, Mumps, Röteln, zudem Scharlach oder Ringelröteln etc. Auch an den Sinnesorganen Auge und Ohr können Infektionskrankheiten wie Bindehautentzündungen, Gerstenkörner oder Mittelohrenzündungen auftreten. Und bestimmte Erreger können sogar das Nervensystem infizieren: Das Tollwutvirus und das West-Nil-Virus infizieren das Gehirn und verursachen eine Enzephalitis. Andere Erreger infizieren die Gewebeschichten, die das Gehirn und das Rückenmark umgeben (die Meningen), und verursachen Meningitis oder Kinderlähmung.

Zwar gibt es heute gegen eine Vielzahl dieser Krankheiten Impfstoffe, und selbst wenn diese fehlen sollten, können die meisten Infektionen in unserem medizinisch gut versorgten Land behandelt werden. Dennoch können Infektionen mit bestimmten Viren und Bakterien mitunter auch schwerwiegende Folgen haben und zu Herzmuskelentzündung (Myokarditis), Hirnentzündung (Enzephalitis), Hirnhautentzündung (Meningitis) oder Blutvergiftung (Sepsis) führen.

Die Gefährlichkeit mancher Erkrankungen nimmt auch deshalb zu, weil immer mehr Bakterien gleich gegen mehrere Antibiotika resistent werden. Mediziner sprechen dann von sogenannten multiresistenten Keimen. Zu diesen Keimen gehören übrigens auch Krankenhauskeime. Wird ein Patient während eines Klinikaufenthaltes von einem Erreger ab 48 Stunden nach Aufnahme befallen, spricht man von einer nosokomialen Infektion. Verursacht wird sie in rund 71 Prozent der Fälle durch Bakterien, während Viren in etwa 21 Prozent der Auslöser sind. Der Rest entfällt auf Pilze und Parasiten.

Wie gefährlich eine Infektion ist, hängt von verschiedenen Faktoren ab, und zwar von:

1. der **Pathogenität und Virulenz des Erregers,** das heißt wie tödlich, gefährlich und schädlich der Eindringling ist. Das kann extrem unterschiedlich sein – an Ebola sterben zum Beispiel mehr als die Hälfte der Infizierten, bei Masern sind es nur etwa 0,2 Prozent. Wichtig ist auch, wie resistent der Erreger ist: Dadurch können die typischen Antibiotika unwirksam werden.
2. dem **Übertragungs- und Ansteckungsrisiko:** Manche Erreger führen zu äußerst gravierenden Effekten, aber dafür infiziert man sich nur schwer mit ihnen. Umgekehrt kann es sein, dass eine Krankheit hochansteckend ist, aber nur geringfügige Gesund-

heitsschäden bewirkt. Hochinfektiös sind beispielsweise Windpocken, die kaum eine ernste Gefahr darstellen. Ihre Verbreitung über die Luft macht sie allerdings besonders ansteckend. Mit HIV hingegen steckt man sich nur über Blut oder beim Sex an – und auch da nicht zwangsläufig –, doch wenn man infiziert ist, können die Viren das Immunsystem sehr stark schädigen.

3. der **Qualität der medizinischen Versorgung:** Sie lässt sich zum Beispiel daran messen, wie leicht es ist, einen qualifizierten Arzt zu finden, und ob es wirksame Medikamente gibt. Beispielsweise sterben an der Beulenpest unbehandelt mehr als die Hälfte der Infizierten, bei rascher Antibiotikatherapie weniger als ein bis zwei Prozent. Ähnlich verhält es sich auch mit der ebenfalls durch Bakterien verursachten Lepra.

4. dem **Zustand des Patienten:** Neugeborene und kleine Kinder sowie Menschen jenseits der 70 werden in der Regel von Infektionskrankheiten stärker in Mitleidenschaft genommen. Und dann ist natürlich die individuelle Situation entscheidend: Wie gut sind die Abwehrkräfte des jeweiligen Infizierten? Leidet er unter chronischem Distress? Ist er in seiner Umgebung besonderen Belastungen ausgesetzt? Leidet er unter schweren Grunderkrankungen? Oder hat er einen spezifischen Immunschutz erworben, beispielsweise durch eine Impfung?

Die Gefahr, sich eine Infektionskrankheit zuzuziehen, unterscheidet sich individuell sehr stark: Ein fitter, trainierter 30-Jähriger hat im Schnitt ein niedrigeres Risiko, an einer Grippe zu erkranken, als ein gestresster 50-Jähriger. Aber ein 50-Jähriger, der sich regelmäßig bewegt, ist vor einer Erkältung besser gefeit als ein 30-Jähriger, der sich schlecht ernährt und Sport nur aus dem Fernsehen kennt.

Warum werden wir im Winter häufiger krank?

Dazu kommen noch weitere Faktoren, die eine Rolle spielen, wie zum Beispiel die Jahreszeit. So arbeitet unser Immunsystem nicht das ganze Jahr mit gleich hoher Intensität, was dazu führt, dass wir im Herbst und im Winter häufiger an Erkältungskrankheiten und Grippe erkranken, die in 9 von 10 Fällen von Viren ausgelöst werden. Je kälter es ist, desto eher sinkt auch die Temperatur im Nasen-Rachen-Raum, wobei bereits eine Temperaturreduktion von zwei bis drei Grad die lokale Immunabwehr in Hals und Nase um 50 Prozent reduziert.

Ein weiterer Grund für die zunehmende Infektionsgefahr liegt darin, dass wir uns in der kalten Jahreszeit bevorzugt in geschlossenen Räumen aufhalten, was die Mensch-zu-Mensch-Übertragung von Viren erleichtert. Außerdem sorgt die warme und trockene Heizungsluft dafür, dass die Schleimhäute in Nase und Rachen austrocknen, wodurch ihre Reinigungsleistung extrem eingeschränkt wird. Aufgrund der Trockenheit gerät die Schleimhaut aus der Balance, was Viren das Eindringen erleichtert. Zudem überleben Grippeviren in trockener Luft länger als in Räumen mit höherer Luftfeuchtigkeit.

Nicht zuletzt unsere Haut leidet im Winter, da sie draußen durch Kälte und innen durch extreme Trockenheit und vermehrtes Händewaschen in Mitleidenschaft gezogen wird, was ihre natürliche Barrierefunktion stört und so das Eindringen von Erregern ermöglicht.

Und schließlich und endlich lieben die meisten Viren niedrigere Temperaturen, sie bleiben dann länger aktiv. Je tiefer die Temperaturen sinken, desto länger sind die Viren infektiös. Auch mangelndes UV-Licht sorgt für eine längere Übertragungszeit von Viren. Die Veränderung der UV-Strahlung im Herbst und im Winter lässt auch Elektrolyte stark absinken. Das Immunsystem benötigt jedoch Elektrolyte wie zum Beispiel Kalzium, um seine Zellen zu aktivieren. Dies erklärt das hohe Risiko, in den kälteren Jahreszeiten eine Infektion zu bekommen. Kein Wunder also, dass wir uns im Laufe unseres Lebens im Durchschnitt mit unzähligen Erkältungskrankheiten herumplagen müssen. Der Medizin sind mehr als 200 Erkältungserreger bekannt. Die Anzahl der in einer Saison grassierenden Grippe-Erreger ist im Gegensatz dazu überschaubar – pro Jahr sind es zwischen drei und vier. Während Erkältungsviren für unangenehme, aber vergleichsweise harmlose Beschwerden sorgen, rufen Influenzaviren schwere Symptome hervor. Auch die Coronaviren, vor allem ihr 2020 bekannt gewordener Vertreter Coronavirus SARS-CoV-2, können gravierende Krankheitsverläufe verursachen.

Viren – die Verwandlungskünstler

Eines haben alle Viren gemein: Sie schaffen es, sich perfekt zu tarnen, weil sie sich ständig neu kleiden – und das im wahrsten Sinne des Wortes. Dabei reicht eine winzige Mutation aus, um die Hülle eines Virus etwas anders aussehen zu lassen. Es gibt eigentlich nur eines, das in jeder Grippesaison gleich ist: die Wandelbarkeit der Viren. Deswegen schützt uns eine einmalige Erkrankung an Grippe nicht vor weiteren Ansteckungen, wir können uns jedes Jahr von Neuem – und wenn man Pech hat, auch in einem Jahr mehrmals – mit diesen Viren infizieren.

Dazu kommt, dass viele dieser Erreger hochansteckend sind: Wenn jemand statt in die Armbeuge in die Hand hustet, hat er zirka eine Million Viruspartikel auf der Hand. Greift er nun mit dieser Hand irgendwo hin, bleiben zehn Prozent dieser Krankheitserreger auf der Oberfläche haften. Das sind dann immer noch 100 000 Viruspartikel. Berühren wir kurz darauf diese Stelle, holen wir uns wieder zehn Prozent – das sind immerhin noch 10 000 Viruspartikel. Und wenn man bedenkt, dass nur ein geringer Anteil davon notwendig ist, um sich anzustecken, dann kann man sich vorstellen, wie leicht so eine Schmierinfektion vonstattengeht.

Viren sind extrem kleine Organismen – deutlich kleiner als Bakterien oder Pilze. Sie sind rund 20 bis 300 Nanometer groß, sodass es nicht möglich ist, sie unter einem normalen Lichtmikroskop zu erkennen. Ihr Aufbau ist einfach: Sie bestehen nur aus einem oder mehreren Molekülen, manchmal sind sie von einer Eiweißhülle umgeben. Diese Moleküle enthalten ihren Bauplan, also die Erbinformation DNA und RNA, mit deren Hilfe sich das Virus vermehren kann.

Im Grunde kann man Viren auch nicht zu den Lebewesen zählen, denn ihnen fehlen einige grundlegende Charakteristika: Sie haben keinen eigenen Stoffwechsel, keine eigene Energiegewinnung und keine Möglichkeit, Proteine herzustellen. Und: Sie können sich von sich aus nicht vermehren. Sie müssen in einen Menschen oder ein Tier eindringen, da sie sich nur in lebenden Zellen eines fremden Organismus vervielfältigen können. Dazu heftet sich das Virus an eine Zelle, die sogenannte Wirtszelle, verschafft sich Eintritt und setzt dann im Inneren sein eigenes Erbmaterial frei. Dieses Erbmaterial enthält alle nötigen Informationen, um vielfache Kopien dieser infizierten Zelle herstellen zu können. Nur auf diesem Weg kann sich das Virus vermehren. Das Erbmaterial des Virus übernimmt also die Kontrolle über die Zelle und zwingt sie, das Virus zu vervielfältigen.

Für die menschlichen Zellen hat das in der Regel katastrophale Folgen. Gewöhnlich sterben infizierte Zellen ab, weil die Viren sie im Zuge ihrer Reproduktion zerstören. In anderen Fällen töten die Viren die befallenen Zellen nicht, sondern verändern ihre Funktionen. In der Folge können die Zellen ihre eigentlichen Aufgaben nicht mehr ausführen, mit dem Verlust der Kontrolle über die normale Zellteilung können sie krebsartig werden.

Bevor sie absterben, setzen die Zellen aber die neuen Viren frei, die daraufhin wieder andere Zellen befallen können. Je nachdem, ob die Viren die Erbinformation DNA oder RNA zur Replikation verwenden, werden sie als DNA- oder als RNA-Viren klassifiziert.

Zu den RNA-Viren zählen unter anderem Retroviren, wie z. B. das HI-Virus (Humanes Immundefizienz-Virus).

In der Regel zeigen Infektionen mit Viren einen akuten Verlauf. Einige Viren, wie das Hepatitis-B- oder das Hepatitis-C-Virus, können aber auch chronische Infektionen hervorrufen. So kann eine chronische Hepatitis jahrelang, mitunter sogar jahrzehntelang bestehen bleiben.

Viren infizieren gewöhnlich nur bestimmte Zelltypen. Zum Beispiel befallen Erkältungsviren nur Zellen im oberen Bereich der Atemwege, genauso greifen Noro- oder Rotaviren nur Zellen im Magen-Darm-Trakt an. Viren sind also wie unsere Abwehrkräfte hochspezialisiert – manche von ihnen attackieren nur Pflanzen, andere ausschließlich Tiere, einige den Menschen. Nur selten kommt es dazu, dass Viren vom Tier auf den Menschen überspringen, wie z. B. bei Schweinegrippe- und Vogelgrippeviren und vermutlich beim Coronavirus, das von Fledermäusen über einen Zwischenwirt zum Menschen weitergegeben worden sein soll.

Viren kommen auf ganz unterschiedlichen Wegen zu uns. Sie können durch Verschlucken, Einatmen oder durch Bisse/Stiche von Insekten, wie z. B. von Stechmücken und bestimmten Stechfliegen, oder von Spinnentieren (Zecken) übertragen werden. Möglich ist auch die Übertragung durch Geschlechtsverkehr oder durch Transfusion von infiziertem Blut.

Die Globalisierung und der internationale Tourismus haben die Verbreitung vieler Viren ermöglicht, die früher nur in Afrika, Asien oder Südamerika vorkamen. Heute finden wir so exotische Viren wie das Chikungunya-Virus, den Erreger des hämorrhagischen Krim-Kongo-Fiebers, das Japanische-Enzephalitis-Virus, das Rift-Valley-Fiebervirus, das West-Nil-Virus, das Ross-River-Virus, das Zika-Virus und das Louping-ill-Virus überall auf der Welt. Diese Viren verbreiten sich zum Teil auch deshalb, weil der Klimawandel dazu geführt hat, dass die Stechmücken, welche die Viren übertragen, ihr Verbreitungsgebiet ausdehnen können. Möglich ist aber auch ein anderer Übertragungsvorgang: So kann es zur Infektion kommen, wenn Reisende nach der Rückkehr in ihr Heimatland wieder von einer Stechmücke gestochen werden, die dann das mitgebrachte Virus aufnimmt und auf andere Personen überträgt.

Bakterien – die omnipräsenten Klassiker der Evolution

Neben den Viren sind Bakterien für eine Vielzahl von Erkrankungen verantwortlich. Bakterien sind kleine einzellige Organismen – mit 0,1 bis 700 Mikrometer aber deutlich größer als Viren. Sie sind unter einem normalen Mikroskop als Kugeln, Stäbchen oder Zylinder gut zu erkennen – einige Bakterien haben einen eigenen Stoffwechsel, das heißt, sie stellen in ihrer Zelle alles her, was sie zum Überleben brauchen. Sie gehören zu den frühesten Lebewesen auf der Erde und sind regelrechte Überlebenskünstler: Manche Arten überstehen starke Hitze, andere extreme Kälte, manche kommen sogar ohne Sauerstoff aus. Es gibt Tausende verschiedener Arten, und Bakterien existieren fast überall auf dieser Welt. Sie leben im Boden und im Meerwasser, man findet sie in Vulkanen und im tiefen Inneren der Erdkruste. In der Regel sind sie sehr stabil gebaut: Sie sind wie Körperzellen höherer Organismen außen von einer Membran umgeben und fast immer durch eine Zellwand geschützt. Oft sind um diese Zellwände noch Schichten mit wasserhaltigem Material oder Schleimhüllen gelagert.

Für Menschen und Tiere sind Bakterien ein normaler Begleiter – sie leben auf der Haut, in den Atemwegen, im Mund, im Verdauungstrakt, in den Fortpflanzungsorganen und in den Harnwegen – in der Regel ohne gefährlich zu sein. Ganz im Gegenteil: Das sogenannte Mikrobiom – also die Bakterien, die wir mit uns herumtragen – ist für uns nützlich und zum Überleben notwendig. Zum Beispiel tragen diese Bakterien zur Verdauung bei oder verhindern das Wachstum anderer, für uns schädlicher Bakterien. Und das sind eine ganze Menge: Es gibt mindestens so viele Bakterien in unserem Körper, wie es Zellen in unserem Körper gibt.

Wichtig ist nur, dass zwischen Bakterienflora und unserem Immunsystem ein Gleichgewicht herrscht und dass diese Bakterien auch an dem Ort bleiben, für den sie bestimmt sind. Wenn das Gleichgewicht aus irgendeinem Grund gestört ist, können leider selbst harmlose Bakterien gefährlich werden.

Vier Beispiele dafür:
Streptococcus pneumoniae – die sogenannten Pneumokokken – sind normalerweise bei zahlreichen Menschen in der Nase und im Rachen zu finden, ohne dass sie eine Erkrankung verursachen. Für Senioren jenseits der 70, Kinder und Menschen, die gerade wegen einer Krankheit behandelt werden oder deren Immunsystem durch Krebs oder HIV geschwächt ist, können Pneumokokken zu einer echten Gefahr werden. Dann können sie schwere Infektionen (im Blut oder in der Hirnhaut) und Lungenentzündungen auslösen. Pneumokokken sind auch die Ursache von zahlreichen Entzündungen, die von selbst wieder abheilen, wie etwa gewisse Mittelohrenentzündungen oder manche Fälle von Bronchitis.

Die Bakterienart *Staphylococcus aureus* gehört bei etwa einem Drittel der Bevölkerung zur mikrobiellen Hautflora und löst bei diesen Personen keine Krankheit aus. Doch in Abhängigkeit vom Bakterienstamm und vom Zustand des Abwehrsystems kann auch dieser Keim Haut- und Knochenentzündungen verursachen sowie Weichteile und sogar das Blut befallen. Das zeigt sich in Krankenhäusern: Dort ist *Staphylococcus aureus* der häufigste Verursacher von Infektionen bei chirurgischen Wunden.

Escherichia coli gehört zu den Enterobakterien und zu den unschädlichen Darmbewohnern. Das Bakterium verursacht keine Krankheiten, wenn es an dem Ort bleibt, wo es normalerweise hingehört. Die Art kann aber Entzündungen auslösen, wenn sie in andere

Körperteile vorstößt, zum Beispiel die Harnwege und oder den Bauchinnenraum befällt. Darüber hinaus gibt es einige pathogene Stämme von *Escherichia coli* (beispielsweise der Stamm O157:H7, der ein Toxin produziert), die über Tiere und Nahrungsmittel auf den Menschen übertragen werden, wo sie Fieber, Übelkeit, Erbrechen, Magenkrämpfe und Durchfall hervorrufen können. In seltenen Fällen führen solche Infektionen sogar zum Tod.

Klebsiella pneumoniae ist ein weiteres Enterobakterium, das im Verdauungstrakt beheimatet ist. Diese Art gehört ebenfalls zu den häufigsten Verursachern von Krankenhausinfektionen sowie von Entzündungen der Harnwege und Atemwege, besonders bei schweren Lungenentzündungen. Bei Neugeborenen kann *Klebsiella pneumoniae* Blutvergiftungen auslösen, die mit einer erhöhten Sterblichkeit einhergehen.

Genau wie höhere Lebewesen werden auch Bakterien mit einem wissenschaftlichen Namen klassifiziert, der sich aus dem Gattungsnamen (aufgrund eines oder mehrerer ähnlicher Merkmale) und dem Artnamen (Spezies) zusammensetzt. Innerhalb einer Spezies kann es dabei mehrere Typen geben, die als Stämme bezeichnet werden. Diese Stämme unterscheiden sich nach Erbfaktoren und in ihrer chemischen Zusammensetzung.

Zudem können alle Bakterien drei Grundformen zugeordnet werden: Es gibt kugelförmige (Kokken), stäbchenförmige (Bazillen) und spiral- oder schraubenförmige Bakterien (Spirochäten).

Wie unterscheiden sich Viren und Bakterien?

Viren sind winzige infektiöse Partikel, keine vollständigen Zellen. Sie können sich nur mit fremder Hilfe verbreiten und fortpflanzen. Dazu infizieren sie geeignete Wirtszellen und vermehren sich anschließend im Inneren dieser Zellen mit einem Trick: Viren schleusen ihr Erbgut in die Zelle ein und programmieren sie um, ab jetzt nur noch Viruspartikel herzustellen – bis die Zelle schließlich platzt, die Viren frei werden und der infizierte Organismus mit ihnen »überschwemmt« wird. Bekannte Viruserkrankungen sind z.b. Grippe, Herpes, Hepatitis oder Röteln.

Bakterien sind größer als Viren und bestehen aus einer Zelle, die alles enthält, was das Bakterium fürs Leben braucht: Erbgut, »Zellmaschinen«, um Energie zu produzieren, und sogar einen eigenen Stoffwechsel. Bakterien vermehren sich, indem sie sich teilen – und das geht ebenso wie bei den Viren rasend schnell. Sie können Krankheiten wie Keuchhusten, Tuberkulose oder Diphtherie auslösen.

Warum wirken Antibiotika nicht bei Viren?

Die meisten Antibiotika »knacken« die Zellwand von Bakterien – ohne stabile Hülle gehen die neu heranwachsenden Bakterienzellen ein oder werden rasch von Zellen der Immunabwehr unschädlich gemacht. Viren jedoch haben gar keine Zellwand, daher sind Antibiotika hier nutzlos. Bei Grippe oder den meisten Erkältungskrankheiten sind sie daher die falsche Wahl, sie können sich sogar nachteilig auf die Gesundheit auswirken. Der Grund: Je häufiger Antibiotika verordnet und eingenommen werden, desto höher ist das Risiko, dass sich widerstandsfähige (resistente) Bakterien entwickeln und ausbreiten. Außerdem wird die eigene Darmflora zerstört, was wiederum dem Immunsystem schadet.

Pilze – mitunter gefährliche Organismen

Als Pilze bezeichnet man eine Gruppe von Organismen, die sich durch Zellen mit einem echten Kern (Nucleus) und verschiedenen Zellorganellen auszeichnen. Zusammen mit Tieren und Pflanzen – zu denen die Pilze früher gerechnet wurden –, bilden sie im System der Lebewesen das Reich der Eukaryoten. Pilze bestehen meist aus verzweigten oder unverzweigten Fäden. Sie vermehren sich über winzige kugelförmige Sporen, aus denen neue Pilze entstehen. Diese ernähren sich von organischen Materialien und wachsen bevorzugt in feucht-warmem Milieu. Deshalb bilden Pilze einen Teil der natürlichen Flora von Haut, Mundhöhle, Scheide und Dickdarm. Dort leben sie mit Bakterien im Gleichgewicht, ohne Schaden anzurichten, und ernähren sich von toten Zellen oder Ausscheidungen.

Rund 100 Pilz-Arten können aber bei Menschen und Tieren zu Erkrankungen führen; dazu zählen eher harmlose Spezies wie Fuß- und Scheidenpilze, aber manchmal verursachen sie auch Allergien oder gefährliche Infektionen. Durch Pilze ausgelöste Infektionskrankheiten werden in der Regel nach dem sogenannten »DHS«-System (Dermatophyten, Hefen, Schimmelpilze) eingeteilt. So infizieren Dermatophyten nur die Haut und Haare. Hefe- und Schimmelpilze können dagegen Haut, Schleimhäute und auch innere Organe befallen.

In unseren Breiten sind beispielsweise Hefepilze der Gattung *Candida* (beispielsweise *Candida albicans*), Schimmelpilze der Gattung *Aspergillus* (darunter *Aspergillus fumigatus*) und Hautpilze der Gattung *Trichophyton* (wie *Trichophyton rubrum)* die häufigsten Ursachen von Pilzinfektionen. Wir können sie uns auf ganz unterschiedlichen Wegen zuziehen. Möglich ist die Übertragung zum Beispiel über das Einatmen, die Nahrung oder auch die Haut. Durch Pilze verursachte Infektionskrankheiten werden als Mykosen bezeichnet. Sie lassen sich nach unterschiedlichen Kriterien einteilen: Eine exogene Mykose wird durch Pilze ausgelöst, die von außerhalb des Körpers stammen. Beispielsweise kann man sich beim Barfußlaufen im Schwimmbad mit Fußpilz infizieren. Eine endogene Mykose geht von Pilzen aus, die sich schon vorher im oder am Körper befanden, aber erst beispielsweise durch ein geschwächtes Immunsystem die Chance fanden, sich auszubreiten und Krankheitssymptome hervorzurufen.

Parasiten – lästige und manchmal tödliche Störenfriede

Parasiten wie Kopfläuse, Bandwürmer oder Flöhe sind Schmarotzer. Sie leben zum Beispiel von unserem Blut. Wir ernähren sie, wir beherbergen und transportieren sie. Doch die ungebetenen Gäste sind nicht nur lästig, manche können auch Krankheiten übertragen.

Die meisten Blutsauger sind im Grunde jedoch harmlos und können mit chemischen Mitteln gut bekämpft werden. Auch ein Wurmbefall lässt sich meist mithilfe von Medikamenten gut behandeln. Ich möchte hier gar nicht auf die einzelnen Parasiten eingehen, denn die Liste ist lang und es besteht nur ein geringes Risiko, mit ihnen in Kontakt zu kommen.

Deswegen erfolgt an dieser Stelle nur ein kurzer Blick auf Krankheiten, die in unseren Breiten von Parasiten übertragen werden können. Mit einem Zeckenstich können zum Beispiel bakterielle Erreger wie *Borrelia burgdorferi* oder das FSME-Virus in unser Blut gelangen und eine Borreliose bzw. eine Entzündung des Gehirns und der Hirnhäute auslösen. Doch nicht jede Zecke trägt die Erreger in sich. Und nicht jede infizierte Zecke steckt uns auch tatsächlich an.

Flöhe können ebenfalls Krankheiten übertragen. Die kleinen Blutsauger sind zum Beispiel Überträger des Bakteriums *Yersinia pestis*, das die Pest auslöst. Gefährlich sind auch Plasmodien. Die winzigen Schmarotzer werden beim Stich der Anophelesmücke auf den Menschen übertragen und verursachen zum Beispiel Malaria.

Eine Infektionskrankheit, die in der Schwangerschaft für das Ungeborene sehr gefährlich werden kann, ist die Toxoplasmose. Übertragen wird sie durch einzellige Parasiten, die Toxoplasmen. Viele Katzen sind mit diesen Parasiten befallen. Die Erreger werden mit dem Katzenkot ausgeschieden und können im Anschluss in feuchter Erde sehr lange überleben. Deswegen sollten gerade Schwangere nicht mit Fäkalien von Katzen in Berührung kommen und aufgrund der Toxoplasmose-Gefahr auch auf den Verzehr von rohem Fleisch verzichten.

Gefahr geht auch vom Fuchsbandwurm *(Echinococcus multilocularis)* aus. Die Ansteckung mit dem Parasiten erfolgt über den Kot infizierter Füchse: Darin befinden sich Eier des Fuchsbandwurms, die über diesen Weg in die Umwelt gelangen und so vor allem Mäuse und Ratten infizieren; möglich ist aber auch die Übertragung durch Haustiere wie Hunde oder Katzen, die mit den Eiern in Berührung kommen. Eine Infektion mit dem Fuchsbandwurm, die sogenannte Echinokokkose, verläuft erst einmal unsichtbar – viele Jahre treten keine Beschwerden auf. Irgendwann kommt es dann zu Oberbauchschmerzen, starker Müdigkeit, Abgeschlagenheit oder Gelbsucht, denn die Larven des Fuchsbandwurms befallen in den meisten Fällen die Leber und führen dort langsam zu tumorartigen Wucherungen. Allerdings können sie auch andere Organe wie die Lunge angreifen und schwer schädigen.

VIRUS, BAKTERIE & CO. GEGEN DAS IMMUNSYSTEM – WER GEWINNT?

Ein gut funktionierendes menschliches Immunsystem ist in der Lage, mit all diesen Erregern und Gefahren fertigzuwerden. Das gilt aber nur, solange dieser Verteidigungsapparat in einem gut gewarteten Zustand ist, über ausreichend Kräfte und Munition verfügt und die einzelnen Elemente harmonisch miteinander zusammenwirken. Doch diese Immunstärke ist bei vielen Menschen heute nur noch eingeschränkt gegeben. Dafür ist eine Reihe von Umwelteinflüssen verantwortlich, die ich bereits im ersten Kapitel vorgestellt habe. Die Störungen des Immunsystems will ich zuerst einmal grob in zwei Gruppen einteilen, einmal in Unterfunktionen des Immunsystems (»Immunschwäche«) und zum anderen in »Fehlfunktionen« des Immunsystems, also Störungen des Immunsystems, bei denen das Immunsystem anders als auf die normale Weise arbeitet. Daher leitet sich auch das Wort Allergie ab, denn das griechische »allo« bedeutet »anders«. Fehlfunktion sind in der Regel Autoimmunreaktionen (von griech. auto = selbst), das heißt Immunreaktionen, bei denen sich die Abwehr gegen den eigenen Körper richtet. Daneben gibt es weitere Fehlfunktonen wie bösartige Erkrankungen des Immunsystems oder Überreaktionen.

Unterfunktionen des Immunsystems (»Immunschwäche«)

Zu einer Unterfunktion des Immunsystems kann es aus mehreren Gründen kommen. So kann das Immunsystem im Prinzip völlig intakt und mit allen notwendigen Möglichkeiten ausgestattet sein, aber es wurde im Laufe der Zeit nicht ausreichend trainiert. Dieser Zustand ist in unserer Zeit in den westlichen Industriegesellschaften eigentlich die Regel. Schließlich ist die Zahl der Infektionserkrankungen gegenüber dem letzten Jahrhundert stark zurückgegangen. Mit zunehmender Sauberkeit und Hygiene, dem Einsatz effektiver Reinigungs- und Desinfektionsmittel in unseren Haushalten und einer Lebensweise, die eher auf Abstand als auf engen Kontakt ausgerichtet ist, bekommt das Immunsystem immer weniger mit Erregern zu tun. Wenn es dann wirklich einmal zu einer Infektionskrankheit kommt, ist es darauf nicht ausreichend vorbereitet und braucht eine gewisse Zeit, um beispielsweise die Antikörperproduktion wieder richtig in Gang zu bringen oder auch die sonstigen Abwehrmechanismen »anzukurbeln«.

Auf diesen Trainingsmangel des Immunsystems richten sich alle Maßnahmen der »unspezifischen« Immunstimulation, das heißt alle Maßnahmen, die das Immunsystem mit allgemeinen Mitteln »stärken« sollen. Darunter fallen »Abhärtungsmaßnahmen« wie kalte Duschen, Kneipp´sche Anwendungen, Spazierengehen bei »Wind und Wetter« etc., weiterhin Nahrungsergänzungen wie Vitamine, Spurenelemente und Ähnliches, nicht zuletzt auch eine Reihe von Medikamenten, beispielsweise aus dem Bereich der Homöopathie oder der Naturheilkunde.

Im anderen Fall ist das Immunsystem zwar ebenfalls im Prinzip voll funktionsfähig, aber nicht ausreichend mit den notwendigen Mitteln ausgestattet. So gibt es »innere« und »äußere« Ursachen, die eine Schwächung des Immunsystems bewirken können. Zu den inneren Ursachen gehört beispielsweise die natürliche Alterung des Immunsystems. Genauso, wie alle Körperfunktionen mit dem Alter mehr oder weniger nachlassen, nimmt auch die Funktion des Immunsystems im Lauf der Zeit ab. Dies betrifft zum einen die Schnelligkeit, mit der viele Körperfunktionen oder auch Stoffwechselreaktionen ablaufen, zum anderen aber auch die Kraft und Intensität bzw. das Ausmaß der Reaktion. In der Folge einerseits der nachlassenden Schnelligkeit in der Reaktionsbereitschaft, andererseits aber auch der nachlassenden Stärke in der Immunantwort sind ältere Menschen beispielsweise anfälliger gegenüber Erkältungen als jüngere Menschen und müssen eine besondere Vorsorge treffen.

Eine in westlichen Industrienationen seltene äußere Ursache für Immunschwäche sind echte Mangelerscheinungen, insbesondere Unterernährung oder Unterversorgung mit lebenswichtigen Nährstoffen, Vitaminen und Spurenelementen. Solche Situationen sind in Krisengebieten und in den ärmsten Ländern der Welt normal, in den entwickelten Ländern dagegen eher die absolute Ausnahme. Von dem Mythos der Immunschwäche durch Mangelsituationen insbesondere im Bereich der Ernährung leben allerdings viele Unternehmen, die für mehr oder weniger teures Geld Nahrungsergänzungsmittel, Aufbaupräparate und Ähnliches vertreiben.

Eine wichtige äußere Ursache von Unterfunktionen des Immunsystems sind in diesen Ländern zudem Infekte, die dort noch deutlich häufiger auftreten. Viele Infektionen verlaufen »unspezifisch«, das heißt zwar ohne gezielte Einwirkung auf bestimmte Bestandteile des Immunsystems, aber dennoch mit einer Beeinträchtigung der gesamten Immunabwehr. Das ist insofern kritisch, da ja bei der Auseinandersetzung mit den Infektionserregern gerade ein gut funktionierendes Immunsystem erforderlich ist. Dadurch kann es zu einem Teufelskreis kommen, der es dem Körper allein – ohne die Verabreichung von Medikamenten – nicht mehr möglich macht, die Infektion zu beherrschen und erfolgreich zu bekämpfen. Ein typisches Beispiel dafür ist die Tuberkulose: Sie kann durch eine Immunschwäche entstehen, die aber auch bei einem anfangs Gesunden in der Folge der Infektion zu einer ganz erheblichen Schwächung der Immunabwehr führen kann und weitere Infektionen ermöglicht. Es entsteht dabei eine immunologische Verbrauchsreaktion.

Bestimmte Infektionserreger führen zu einer »spezifischen« Schwächung des Immunsystems; in diesem Fall beeinflusst die Infektion direkt und unmittelbar bestimmte Teile des Immunsystems. So infizieren einige Viren bestimmte Zellen des Immunsystems und führen damit zu einer Beeinträchtigung der Immunabwehr. Das bekannteste Beispiel ist das Humane Immundefizienz-Virus (HIV) mit der Immunschwächekrankheit AIDS als schlimmster Folge dieser Infektion. Das HI-Virus befällt die T-Lymphozyten, die vor allem für die zelluläre Immunabwehr zuständig sind. Wenn diese gestört ist, kommt es zu weiteren Infektionen mit anderen Erregern wie Tuberkulose, aber auch Pilzinfektionen oder anderen »atypischen« Infektionen.

Zu einer anderen Gruppe von Viren, die speziell Zellen des lymphatischen Systems befallen, gehören zum Beispiel das Epstein-Barr-Virus (EBV), das Cytomegalie-Virus (CMV) oder das Humane Herpesvirus Typ 6 (HHV-6). Diese Viren befallen die B-Lymphozyten und beeinträchtigen damit vor allem die humorale Infektionsabwehr. Die Folge ist ebenfalls, neben anderen Symptomen, eine erhöhte Infektionsanfälligkeit, in diesem Falle vor allem auch gegenüber anderen viralen und bakteriellen Infekten.

Manchmal ist das Immunsystem im Prinzip gut ausgestattet und auch funktionsfähig, es fehlt aber an einer zentralen Stelle etwas, das für die korrekte Erledigung seiner Aufgaben unabdingbar notwendig ist. Es liegt in diesem Fall also ein Defekt vor. Diese Defekte kann es im Prinzip auf allen Ebenen der Immunabwehr geben. Auch hier lassen sich wieder zelluläre Defizite von humoralen Defiziten unterscheiden: Entweder fehlen oder funktionieren einzelne Spezialzellen wie zum

Beispiel T-Zellen oder B-Zellen nur unzureichend, oder es fehlen humorale Faktoren wie beispielsweise einzelne Immunglobuline, oder sie sind in ihrer Zusammensetzung fehlerhaft. Bei einigen Schädigungen kommen auch kombinierte zelluläre und humorale Schäden vor. Solche »Immundefekte« können bereits angeboren sein; andere Immundefekte entstehen erst im Laufe des Lebens. Dafür gibt es vielfältige Ursachen wie zum Beispiel Virusinfektionen, aber auch Nebenwirkungen von Medikamenten, z. B. als Folge einer hochdosierten Chemotherapie bei der Krebsbehandlung oder einer hochdosierten Strahlenbelastung. Weitere Ursachen von erworbenen Immundefekten sind bösartige Erkrankungen des lymphatischen Systems oder der blutbildenden Organe und des Knochenmarks, beispielsweise bei sogenannten Lymphomen, beim Plasmozytom oder auch bei den verschiedenen Formen der Leukämie. In allen Fällen kann eine Untersuchung des Immunstatus sehr früh Hinweise auf diese Defekte geben und eine ganz spezielle Therapiestrategie ermöglichen.

Fehlfunktionen des Immunsystems

Im Gegensatz dazu sind Fehlfunktionen des Immunsystems Störungen, bei denen das Immunsystem anders als auf die normale Weise arbeitet oder eine andere als die ihm eigentlich zugeteilte Aufgabe erfüllt. Dabei lassen sich allergische Reaktionen und Autoimmunreaktionen unterscheiden. Bei der »Allergie« reagiert das Immunsystem anders, als es eigentlich sollte, auf Stoffe von außen, z. B. Pollen, Milben, Tierhaare oder auch Medikamente und Chemikalien. Bei Autoimmunreaktionen (von griech. auto = selbst) handelt es sich um Immunreaktionen, bei denen sich das Immunsystem gegen den eigenen Körper richtet. Bei den meisten entzündlich-rheumatischen Krankheiten spielen solche Autoimmunreaktionen eine Rolle.

Beispiele für Autoimmunerkrankungen sind bestimmte Formen von Schilddrüsenkrankheiten, perniziöse Anämie und Diabetes mellitus Typ 1, bei dem der Blutzuckerspiegel nicht mehr gesteuert werden kann. Ebenfalls zu den Autoimmunerkrankungen zählen die rheumatoide Arthritis, die zu schmerzhaften Gelenkschwellungen führt, und die Multiple Sklerose, in deren Verlauf sich die Myelinscheiden der Nervenfasern entzünden und zerstört werden, sodass die Muskeltätigkeit nicht mehr gesteuert werden kann. Bei der Myasthenia gravis, einer neurologischen Erkrankung, kommt es zu Muskelschwäche und extrem rascher Ermüdbarkeit der Muskeln. Nicht zuletzt gehören zu den Fehlfunktionen des Immunsystems auch die sogenannte maligne Entartung einzelner Zellen oder von Zellsystemen, das heißt bösartige Erkrankungen des Immunsystems wie Leukämien oder Lymphome.

In der Praxis beobachte ich in den letzten Jahren eine deutliche Zunahme der Allergien bei Erwachsenen und Kindern, vor allem auch von Asthma und Neurodermitis. Nahrungsmittelunverträglichkeiten sind ebenfalls stark auf dem Vormarsch. Erwachsene erkranken zwar nicht unbedingt häufiger an Infektionen, aber sie dauern bei ihnen immer länger und sind meist schwieriger zu behandeln. Während ich in früheren Zeiten mit ein oder zwei Hochdosis-Vitamin-C-Infusionen und einer Ozon-Behandlung hingekommen bin, reicht das heutzutage oft nicht mehr aus.

Im folgenden Kapitel möchte ich noch einmal kurz darauf zurückkommen, was unsere Immunsystem schwächt, ehe ich dann im Hauptteil des Buches aufzeige, was unsere Abwehr stärkt und wie wir unsere Lebensweise umstellen können, damit unser Immunsystem zu jeder Zeit im Gleichgewicht bleibt.

TEIL 3

WAS SCHWÄCHT UNSERE IMMUNABWEHR UND WAS KÖNNEN WIR DAGEGEN TUN?

TEST: WIE SIEHT ES MIT MEINEM IMMUNSYSTEM AUS?

Wie und woran lässt sich erkennen, ob mein Immunsystem gestört ist? Wenn Sie immer wieder zu Infekten neigen oder sich längere Zeit mit chronischen Erkrankungen herumplagen, werden Sie sicher einen Arzt aufsuchen – zumindest sollten Sie das tun. Erste Aufschlüsse über die Einsatzbereitschaft Ihres Immunsystems gibt dann das Blutbild.

Großes Blutbild – Normalwerte

Die Tabelle auf Seite 101 gibt einen Überblick über die Normalwerte bei gesunden Erwachsenen, die sich bei Männern und Frauen unterscheiden können. Einige dieser Werte sind für die Beurteilung des Immunsystems wichtig, andere Werte wie die Zahl der Erythrozyten oder die Hämatokrit- und Hämoglobinwerte werde ich jetzt nicht berücksichtigen.

Großes Blutbild – alle Werte erklärt

Dazu gehören zum Beispiel die **Leukozyten**, die weißen Blutkörperchen. Sie sind im Blut, im Gewebe, in den Lymphknoten und in den Schleimhäuten zu finden. Im Blutbild werden fünf verschiedene Typen untersucht: Granulozyten, Monozyten und Lymphozyten.

MESSGRÖSSE	NORMALWERT (Männer)	NORMALWERT (Frauen)
Erythrozyten	4,8–5,9 Mio./µl	4,3–5,2 Mio./µl
Leukozyten	4000–10000/µl	4000–10000/µl
Thrombozyten	150000–400000/µl	150000–400000/µl
Hämatokrit (Hkt)	40–54 %	37–47 %
Hämoglobin (Hb)	14–18 g/dl	12–16 g/dl
Hämoglobinmenge (MCH)	28–34 pg	28–34 pg
Durchschnittliche Hämoglobinkonzentration (MCHC)	30–36 g/dl	30–36 g/dl
MCV	78–94 fl	78–94 fl
Stabkernige neutrophile Granulozyten (STAB)	3–5 %	3–5 %
Segmentkernige neutrophile Granulozyten (SEG)	54–62 %	54–62 %
Basophile Granulozyten (BASO)	0–1 %	0–1 %
Eosinophile Granulozyten (EOS)	1–4%	1–4%
Monozyten	3–8 %	3–8 %
Lymphozyten	25–45 %	25–45 %

Liegt die Zahl der Leukozyten unter dem Normalwert, spricht man von einer Leukopenie. Das kann die Folge von zellschädigenden Medikamenten (z. B. bei einer Chemotherapie), von Knochenmarksschädigungen, aber auch von Virusinfektionen oder Strahlenbelastung sein. Auch manche Erkrankungen können einen verstärkten Abbau der Leukozyten bewirken, wie zum Beispiel Krebserkrankungen oder andere Verbrauchsreaktionen.

Dagegen handelt es sich um eine Leukozytose, wenn die Zahl der Leukozyten erhöht ist. Zu den Hauptgründen zählen vor allem bakterielle Infektionen, sie kann aber auch durch Allergien, Entzündungen, Vergiftungen, Stoffwechselstörungen, chronische Erkrankungen wie Bronchitis oder Arthritis, Pilz- oder Parasitenbefall, emotionalen Stress oder Rauchen entstehen. Auch Leukämien können zu solchen Erhöhungen der Leukozyten führen.

Ist die Zahl der *Granulozyten* erhöht, dann deutet dies auf eine erhöhte Immunreaktion des Körpers hin. Ein zu geringer Wert an Granulozyten hat zumeist Krankheiten als Ursache oder aber auch Medikamente. Granulozyten werden folgendermaßen unterteilt: stabkernige neutrophile Granulozyten (STAB) und segmentkernige neutrophile Granulozyten (SEG).

Neutrophile Granulozyten sind die am häufigsten vorkommenden weißen Blutkörperchen. Sie werden im Knochenmark gebildet, nutzen das Blut als Transportmedium zu Organen und setzen sich dann in verschiedenen Organen wie beispielsweise Milz und Lunge fest. Der Anteil dieser Granulozyten ist im Blut also eher gering. Ein sehr geringer Anteil kann jedoch auf Infektionen, Tumorbildung oder Vitaminmangelerscheinungen hinweisen.

Falls die neutrophilen Granulozyten benötigt werden, können sie schnell freigesetzt und über das Blut zu der benötigten Stelle transportiert werden. Ist ein Wert im Blut erhöht, bedeutet das also, dass diese Freisetzung geschehen ist. Dabei kann es sich um eine chronische Entzündung, eine Vergiftung, aber auch eine Krebserkrankung handeln.

Eosinophile Granulozyten (EOS) sind speziell auf die Beseitigung von Parasiten ausgerichtet, wie zum Beispiel Malaria-Erregern oder Würmern. Sie treten darüber hinaus auch bei allergischen Reaktionen wie beispielsweise bei Heuschnupfen und einer Hausstaubmilben-Allergie auf. Der Wert ist häufig bei Burn-out, körperlicher Überlastung und großem Stress sehr niedrig.

Basophile Granulozyten (BASO) beteiligen sich ebenfalls bei der Abwehr von Parasiten und spielen auch bei allergischen Reaktionen eine Rolle. Sie sind vor allem im Gewebe anzutreffen, daher ist der Wert im Blut immer gering.

Ist der Wert niedrig, kann man von einer heftigen Infektionskrankheit ausgehen. In sehr seltenen Fällen ist der Wert von basophilen Granulozyten erhöht. Eine leichte Erhöhung kann bei erhöhten Blutfettwerten oder beispielsweise bei Diabetes mellitus vorkommen.

Monozyten sind die Giganten unter den weißen Blutkörperchen. Sie beseitigen tote Zellen, Bakterien und Antigen-Antikörper-Komplexe (Immunkomplexe). Abgesehen davon, schützen sie auch das Immunsystem, da sie die Teilchen, die Krankheiten verursachen, aufnehmen und weitere Zellen des Immunsystems zur Abwehr der Krankheit aktivieren. Da sie nur über das Blut transportiert werden, ist der Wert im Blutbild sehr gering.

Ein erhöhter Monozyten-Wert heißt Monozytose. Gründe hierfür sind beispielsweise bakterielle Infektionen, Tropenkrankheiten, Autoimmunerkrankungen, Entzündungen der Herzinnenhaut oder Bindegewebserkrankungen.

Lymphozyten sind kaum im Blut vertreten und werden eher in lymphatischen Organen wie den Lymphknoten, der Milz, den Rachenmandeln und Peyer-Plaques des Darms aufzufinden sein. Ein zu niedriger Wert wird als Lymphopenie oder Lymphozytopenie bezeichnet. Zu einem niedrigen Wert kommt es als Reaktion auf Stress, bei Immunsuppression wie z. B. einer Kortison-Therapie, nach einer Strahlentherapie, bei systemischem Lupus erythematodes, einer Erkrankung des lymphatischen Systems oder des Immunsystems.

Liegt der Wert über dem Normwert, spricht man von einer Lymphozytose. Häufig tritt sie bei Säuglingen und Kindern in Kombination mit harmlosen Infekten auf. Bei Erwachsenen erhöht sich der Wert ebenfalls nach Virusinfektionen, bakteriellen Infektionen und chronischen Infektionskrankheiten. Erhöht sind die Werte auch bei Leukämien.

Lymphozyten lassen sich in weitere Untergruppen aufteilen, die aussagekräftig für den Zustand unseres Immunsystems sind, was bei einem Blutbild aber nicht berücksichtigt wird. Deshalb ist gerade für diese Lymphozyten eine über das Blutbild hinausgehende weiterführende Analyse notwendig. Erst dann können genaue Erkenntnisse über die Leistungsfähigkeit der verschiedenen Komponenten des Immunsystems – sowohl quantitativ (in ihrer Zellanzahl) als auch qualitativ (in ihrer Funktion) – gewonnen werden.

Dabei werden die Lymphozyten in eine Reihe Untertypen gegliedert, die jeweils eigene Aufgaben übernehmen. Doch erst das ausgewogene Zusammenspiel der einzelnen Gruppen führt zu einer wirkungsvollen Gesamtfunktion.

T-LYMPHOZYTEN (CD3+)
Die T-Lymphozyten stellen den größten Anteil der Lymphozyten dar. Sie haben vielfältige Funktionen. Unter anderem sind sie in die Immunabwehr gegen Pilzinfektionen, gegen virale Infektionen und gegen Tumorzellen, aber auch in regulative Mechanismen involviert.

B-LYMPHOZYTEN (CD19+)
Die wichtigste Aufgabe der B-Lymphozyten besteht in der Bildung von Immunglobulinen (Antikörpern). Die Produktion und Freisetzung von Antikörpern ist die Antwort auf einen Antigenkontakt.

B-Lymphozyten bilden auch immer Memoryzellen (Gedächtniszellen), die sich ein Antigen ein Leben lang merken und so bei Bedarf, das heißt bei erneuter Infektion, die passenden Antikörper produzieren können.

NK-ZELLEN (CD3-/CD16+/CD56+)

NK-(Natürliche Killer-)Zellen können eine durch Zellkontakt vermittelte Auflösung der Zielzelle durchführen. Ihre Hauptfunktion ist die Spontanabwehr virusinfizierter und entarteter Zellen. Sie unterliegen keiner Regulation und können völlig autark agieren.

CD4+ T-HELFERZELLEN

T-Helferzellen besitzen eine zentrale Stellung in der zellulären Immunabwehr. Sie erkennen Antigene, die ihnen an der Oberfläche von schädlichen Eindringlingen präsentiert werden.

CD8+ T-ZELLEN

Ihre Aufgabe besteht in der Kontrolle von Immunantworten. Sie modellieren die Funktionen von T- und B-Zellen, indem sie beispielsweise die Antikörpersynthese hemmen und Interaktionen zwischen Helferzellen und B-Zellen regulieren. Sie regulieren quasi als »Friedenstruppe« den Angriff und harmonisieren das System.

Es geht aber nicht nur um die bloße Anzahl, sondern auch darum, ob diese Zellen in der richtigen Mischung vorhanden sind:

CD4/CD8-QUOTIENT

Für eine funktionsfähige Immunabwehr ist ein ausgewogenes Verhältnis von CD4+ und CD8+ T-Zellen erforderlich. Der Quotient aus beiden Populationen beschreibt dieses Verhältnis. Er beträgt 1,3 +/- 0,3.

ZYTOTOXISCHE T-ZELLEN (CD3+/CD8+/CD57+)

Diese Zellen können sowohl gegen virusinfizierte Zellen als auch gegen entartete Zellen vorgehen. Eine Erhöhung tritt jedoch auch unter einer immunstimulierenden Therapie auf.

REGULATORISCH/SUPPRESSORISCHE T-ZELLEN (CD3+/CD8+/CD57−)

Ihre Aufgabe ist die Kontrolle einer Immunantwort. Dies geschieht vor allem durch die Freisetzung von Zytokinen. So kontrollieren diese Zellen T- und B-Lymphozyten und üben auf die Immunantwort einen regelnden Einfluss aus.

Auch hier muss wieder ein geeignetes Mischungsverhältnis gegeben sein:

QUOTIENT AUS ZYTOTOXISCHEN UND REGULATORISCHEN T-ZELLEN

Der Quotient gibt das Verhältnis von CD3+/CD8+/CD57+ zu CD3+/CD8+/CD57− Zellen an. Das Verhältnis beider Zelltypen sollte bei guter Abwehrlage ausgeglichen sein.

Darüber hinaus gibt es noch weitere Zellausprägungen wie CD4+/CD8+ doppelt positive T-Zellen, CD4−/CD8− doppelt negative T-Zellen und NK-artige T-Zellen (CD3+/CD16+/CD56+), die ich hier nicht im Detail vorstellen möchte.

Interessant sind hier noch die aktivierten T-Zellen (HLA-DR+), die charakteristisch für chronische Infektionen, Autoimmunerkrankungen oder anhaltende Infekte sind. Die CD25+ T-Zellen sind dagegen bereits 1 bis 2 Tage nach einer Aktivierung von T-Zellen auf deren Zelloberfläche nachweisbar.

6 FALLBEISPIELE: WIE SIEHT DER IMMUN-CODE GENAU AUS?

Immun-Code bei Infektanfälligkeit
(Grafik 1 auf Seite 110)
Bei der Infektanfälligkeit sieht man meist einen typischen Immun-Code. Die Gesamtzellzahl ist niedriger als beim Gesunden, ebenso sind meist die B-Zellen etwas erniedrigt. Eine deutlich erniedrigte Zellzahl finden wir bei den Helferzellen, den Aggressoren der Abwehr gegen Viren, Bakterien und Pilze, und somit ist auch die Abwehr geschwächt.

Zellzahl gesund / Erschöpfungssyndrom / CFS
(Grafik 2 auf Seite 110)
Beim Erschöpfungssyndrom, das häufig nach Virusinfektionen auftritt, ist das Immunsystem in der Gegenregulation hängengeblieben. Das heißt, die Suppressorzellen (Friedenstruppe) sind erhöht und damit die Helferzellen erniedrigt. Das Immunsystem fährt mit ständig angezogener Handbremse. Und es kommt zu den typischen Symptomen der chronischen Müdigkeit.

Immun-Code gesund / nach Chemotherapie / nach Bestrahlung
(Grafik 3 auf Seite 110)
Nach durchgeführter Chemotherapie kommt es zu einem Abfall der Leukozyten und entsprechend dem Verhältnis zu einer Vermin-

derung der Absolutzellzahl der Lymphozyten. Ebenso fallen die B-Zellen. Die Suppressorzellen steigen oft an und bremsen somit die Abwehr aus. Die gute Nachricht ist, dass die Killerzellen kompensatorisch ansteigen, um Defizite auszugleichen.

Nach Bestrahlung kommt es zu einem weiteren Abfall der Absolutzellzahl der Lymphozyten, der T-Zellen und ihrer Helferzellen. Die B-Zellen steigen als Ausdruck toxischer Belastung an. Die Strahlenschäden dauern am Immunsystem unbehandelt meist zehn Jahre oder länger an und erhöhen somit das Risiko für Neuerkrankungen.

B-Zell-Leukämie

(Grafik 4 auf Seite 111)
Sofort ersichtlich ist eine starke Erhöhung der B-Zellen. Alle anderen Zellreihen sind stark erniedrigt. Ab einer gewissen Höhe der B-Zellen kommt es zum Zusammenbruch der Abwehrkraft. Ein Immuncheck deckt beginnende und noch symptomlose B-Zell-Leukämien auf, und es kann sofort mit modernen und sehr wirkungsvollen Antikörpertherapien begonnen werden.

Immun-Code beim Zahnherd

(Grafik 5 auf Seite 111)
Der Zahnherd oder auch jede andere Form von Herdgeschehen im Körper (chronische Entzündung) verbraucht ständig Immunkraft. Hier sehen wir einen klassischen Immun-Code mit meist sehr stark verminderter Gesamtzellzahl. Die B-Zellen sind bei einem Zahnherd nicht selten deutlich erhöht als Ausdruck einer ständigen Triggerung. Suppressor- und Helferzellen halten sich meist die Waage, bei leicht erhöhten Suppressorzellen und verminderten Helferzellen. Die Killerzellen sind in der Regel normal. Unter Immuntherapie kann es hier nochmals zu einer Verbrauchsreaktion kommen und den Verdacht eines im Hintergrund störenden Zahnherdes bestätigen. Auch

hier liefert der Immun-Code wertvolle Hinweise zum weiteren Vorgehen einer Therapie. Nach Entfernung oder Sanierung des Herdes erholt sich der Immun-Code von selbst innerhalb kurzer Zeit.

Immun-Code bei HIV
(Grafik 6 auf Seite 111)
HIV oder auch andere Viruserkrankungen zeigen ein typisches Bild. Schon früh lässt sich eine Infektion erkennen, da Viren den Aktivierungsgrad der T-Zellen (im Diagramm nicht dargestellt) kontinuierlich erhöhen. Die Erhöhung der Aktivität der T-Zellen ist auch fast immer ein frühdiagnostisches Zeichen eines viralen Infektes. Die Erhöhung der Suppressorzellen ist bei HIV stark ausgeprägt, damit verbunden ist eine Erniedrigung der Helferzellen. Durch die geschwächte Abwehr entstehen unbehandelt die typischen Erkrankungen wie Superinfektionen, Kaposi-Sarkom, Hauterkrankungen und andere Erkrankungen.

1 Immun-Code bei Infektanfälligkeit

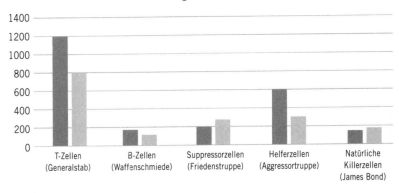

2 Zellzahl gesund / Erschöpfungssyndrom / CFS

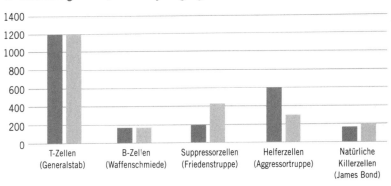

3 Immun-Code gesund / nach Chemotherapie / nach Bestrahlung

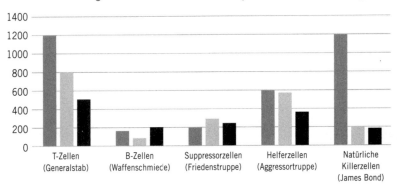

4 B-Zell-Leukämie

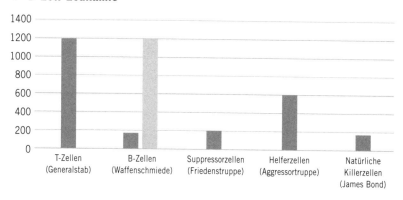

5 Immun-Code beim Zahnherd

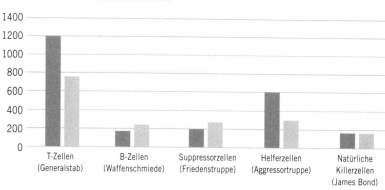

6 Immun-Code bei HIV

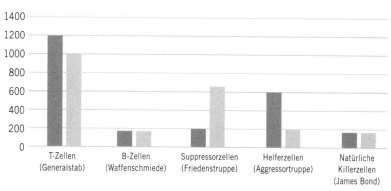

■ normale Zellzahl absolut
▒ Zellzahl absolut nach Chemo
■ Zellzahl absolut nach Bestrahlung

TEIL 4

DIE 10 STARKMACHER: SO KOMMT WIEDER HARMONIE IN DIE KÖRPEREIGENE WELT

Nun haben Sie die Leistungen des Immunsystems kennengelernt und auch erfahren, wie es durch negative Einflüsse gestört werden kann – und genau hier muss man ansetzen. Mit der richtigen Ernährung, Bewegung und Entgiftung kann jeder seinen Körper stärken, psychisch heilsame Effekte lassen sich durch Glaube und Meditation, das Pflegen sozialer Kontakte, den Verzicht auf moderne Medien und das Vermeiden von Strahlung erzielen. Die neue digitale Welt beeinflusst alle bisherigen Faktoren, sodass wir auch diesbezüglich eine exakte neue Weltordnung brauchen, insbesondere müssen genaue Regeln im Umgang mit der digitalen Welt geschaffen werden. Auf gesellschaftlicher Ebene sind eine neue Medizin, ein neues Schulsystem und neue Konzepte des Zusammenlebens gefordert.

STARKMACHER AUF KÖRPERLICHER EBENE

STARKMACHER 1: Gesünder ernähren

Unsere Ernährung ist entscheidend für eine intakte und gut funktionierende Abwehr. Sie kann sogar gezielt auf das Immunsystem einwirken, sodass Emotion, Hormonsystem und Körperabwehr immer harmonisch optimale Leistung bringen. Im Umkehrschluss gilt aber auch: Die Ernährung und der Lebensstil sind für die meisten chronischen Erkrankungen weltweit verantwortlich – zu diesem Ergebnis kam die 2019 erschienene Global-Burden-of-Disease-(GBD-)Studie. In Zahlen gesprochen, bedeutet dies, dass 70 Prozent aller chronischen Erkrankungen wie z. B. Diabetes mellitus, Bluthochdruck, Herzkrankheit, Schlaganfall und Krebs, an denen die Menschen hierzulande zunehmend leiden, ihre Ursache in falscher Ernährung haben. Und: Einer von fünf Todesfällen weltweit beruht auf mangelhafter Ernährung. Dabei stellte man fest, dass nicht ein Zuviel an ungesunden Lebensmitteln, sondern ein Zuwenig an gesunder Nahrung Hauptauslöser für die erhöhte Sterblichkeit war. Insbesondere Vollkornprodukte, Obst, Nüsse und Saaten kamen zu selten auf den Tisch. Im Länderprofil zeigte sich, dass in Deutschland ein zu niedriger Verzehr von Vollkornprodukten (weniger als 125 g pro Tag) den Hauptrisikofaktor für Erkrankungen darstellte. Auch die empfohlenen fünf Portionen Obst oder Gemüse am Tag schafft kaum einer – dafür hat der Konsum von Zucker und Fleisch deutlich zugenommen.

Eine Tatsache, die bei jeder Therapie und Medikation berücksichtigt werden müsste, doch meist wird der Ernährung kaum Beachtung geschenkt; statt einer Umstellung des täglichen Speiseplans werden häufiger Antidiabetika, Fettsenker oder Entzündungshemmer empfohlen.

Ein Paradox, denn nach Aussagen von Ernährungsmedizinern und Ökologen hätten wir aufgrund der enormen Auswahl an Nahrungsmitteln, der Lebensmittelsicherheit, der optimalen Lagerungs- und Kühlmöglichkeiten die historisch einmalige Chance, so gut und so gesund zu essen wie nie zuvor. Doch das Gegenteil ist der Fall: Laut Statistiken der WHO lebt mittlerweile die Mehrzahl der Menschen in Ländern, in denen Übergewicht ein größeres Gesundheitsproblem darstellt als Unterernährung. »Globesity« oder auch »Globadipositas« hat sich in Schwellen- und Entwicklungsländern ausgebreitet.

Das liegt in erster Linie an der veränderten Ernährungsweise in den letzten Jahrzehnten, die trotz der immensen Auswahl immer einseitiger und ungesünder wurde: zu viele Kohlenhydrate, zu viele ungesunde tierische Fette, zu viel Zucker, Salz und Zusatzstoffe – hingegen zu wenig Obst und Gemüse, zu wenig Ballaststoffe und zu wenig gesunde Fette. Dazu kommt, dass sich die Nahrungsaufnahme nicht mehr nach dem natürlichen Bedürfnis richtet; stattdessen wird heute quasi rund um die Uhr gegessen – denn sobald sich der kleinste Appetit regt, wird dem nachgegangen. So kommt es zu vielen Snacks, obwohl die Studienlage heute eindeutig klarstellt, dass das »Drei-Mahlzeiten-Prinzip« gesünder ist und Übergewicht in Schach hält im Gegensatz zu den früher propagierten vielen Zwischenmahlzeiten. Das liegt vor allem auch daran, dass die Größe der jeweiligen Speisen extrem gestiegen ist – seit den 1950er-Jahren haben sich beispielsweise die Portionsgrößen im Restaurant vervierfacht, und das gilt auch für die Zubereitung der Mahlzeiten zu Hause. Nicht selten hat dabei eine Vorspeise durchschnittlich 1200 Kalorien – das entspricht ungefähr der Hälfte der Kalorienzufuhr, die täglich für eine erwachsene Frau empfohlen wird. Wir essen heute also oft mehr, als wir verbrauchen. Das setzt einen Teufelskreis in Gang: Die Lebensmittel in den westlichen Gesellschaften werden immer günstiger, und ein niedriger Preis führt wiederum dazu, dass wir oft mehr kaufen und verzehren, als unser Hunger tatsächlich verlangt.

Auch dass ausreichende Nahrungspausen zwischen den Essenszeiten wichtig sind, darüber ist sich die Wissenschaft einig. Auslassen sollte man natürlich möglichst keine dieser drei Mahlzeiten, damit würde man eher Heißhungerattacken fördern. Außerdem sind die Essenszeiten auch noch in anderer Hinsicht entscheidend: Das Hormonsystem unterliegt nämlich circadianen Rhythmen – mittags verstoffwechselt der Körper am besten, vor allem, wenn man sich nachmittags noch ein wenig bewegt. Abends und nachts dagegen verbraucht der Körper weniger – isst man abends viel, setzt das eher an.

Darüber hinaus folgt die Ernährung nur noch selten dem Zyklus der Natur: Während in früheren Zeiten vor allem saisonale Produkte auf den Tisch kamen, beispielsweise Kohlsorten im Winter und Beeren im Sommer, greifen die Menschen heute vielfach auf Tiefkühlkost, Konserven, Instant-Erzeugnisse wie Kartoffelbrei oder sonstige industrielle Fertigprodukte zurück. Diese enthalten kaum Vitamine oder für den Organismus wertvolle Nährstoffe, dafür meist zu viel Zucker, Salz und ungesunde Fette und eine Vielzahl schädlicher Zusatz- und Aromastoffe, Geschmacksverstärker, Konservierungs- und Farbstoffe oder künstliche Süßstoffe, die besonders dafür verantwortlich sind, dass die Darmschleimhaut Schaden nimmt. Möglicherweise ist das ein Grund für die drastische Zunahme an Nahrungsmittelunverträglichkeiten, Reizdarmsyndrom und Verdauungsstörungen. Die Beliebtheit sogenannter Convenience-Erzeugnisse (convenience = engl.

Bequemlichkeit) stieg nach Einführung der Ravioli-Dose in den 1950er-Jahren stetig. Der Umsatz mit Fertiggerichten betrug 2020 rund 7746 Mio. Euro.

Sich selbst etwas zuzubereiten wird immer unbeliebter: Nur noch 40 Prozent der Deutschen kochen laut Ernährungsreport 2019 des Bundesministeriums für Ernährung und Landwirtschaft täglich selber. Leibgerichte sind dabei Braten, Schnitzel und Gulasch (33 Prozent), gefolgt von Spaghetti, Lasagne und Spätzle (17 Prozent). Auf einem hinteren Platz landen Salate und Gemüsegerichte (10 Prozent). Vegetarisch ernähren sich nur sechs Prozent der Bevölkerung, der Anteil nimmt leicht zu.

Eine einseitige Ernährung führt nicht nur dazu, dass wichtige Vitamine, Mineral- und Nährstoffe fehlen, sondern sie wirkt sich vor allem auch negativ auf die Darmflora aus, die eine wichtige Voraussetzung für ein intaktes Immunsystem ist.

Wie ich Ihnen bereits im ersten Kapitel aufgezeigt habe, hat der Darm ein eigenes Immunsystem – rund 70 Prozent unserer Abwehrzellen sind in der Darmwand lokalisiert. Ihre Aufgabe ist es, unerwünschte Keime und körperfremde Stoffe zu bekämpfen. Diese Funktion ist vor allem von der Vielfalt der Darmbakterien abhängig, denn ein dicht besiedeltes Mikrobiom bietet kaum freien Platz für schädliche Eindringlinge. Zudem stimulieren und trainieren die Darmbakterien unser Immunsystem Tag und Nacht – das ist wichtig, damit die Unterscheidung zwischen körpereigenen Strukturen und »Fremdlingen« sowie zwischen harmlosen Stoffen und tatsächlichen »Feinden« reibungslos funktioniert. Einige Darmbakterien produzieren auch Vitamine, darunter die Vitamine K und B_{12}, andere wie beispielsweise die Laktobazillen vergären Kohlenhydrate zu Milchsäure – dabei entsteht ein saures Milieu, das krank machende Keime reduziert. Manche Bakterien sind in der Lage, kurzkettige Fettsäuren wie Buttersäure (Butyrat) herzustellen, die nicht nur die Hauptenergiequelle der Darmzellen sind, sondern auch die immunologischen Abwehrkräfte des Darms steuern und eine antientzündliche Wirkung haben.

Doch genau diese Bakterienvielfalt ist in Gefahr: Durch die einseitige Ernährung und den verstärkten Einsatz von Medikamenten (vor allem Antibiotika) verarmt das Mikrobiom, was zu einer Störung des Immunsystems und zu einem Anstieg von Zivilisationskrankheiten führt. Um dem entgegenzuwirken, ist ein ausgewogener Speiseplan wichtig, der die Darmflora im Gleichgewicht hält und den gesamten Körper mit allen wichtigen Nährstoffen versorgt.

Was macht eine darmgesunde Ernährung aus?

Ballaststoffe: Viele Ballaststoffe stecken in Leinsamen, Kleie, Vollkornhaferflocken, Erzeugnissen aus Vollkorngetreide, Vollkornreis, ebenso in Hülsenfrüchten wie Erbsen, Bohnen, Linsen und Kichererbsen sowie in Gemüsesorten wie Spinat, Wirsing, Weißkohl, Brokkoli, Rote Bete, Kürbis oder Möhren. Pro Tag sollten Erwachsene mindestens 30 Gramm Ballaststoffe zu sich nehmen.
Probiotika: Diese Zubereitungen mit lebenden Bakterien bzw. Hefepilzen stärken die Barrierefunktion des Darms. Es gibt rund 400 unterschiedliche probiotische Bakterienarten. Für eine gesunde Darmflora ist es wichtig, möglichst viele verschiedene aktive Darmkulturen über die Nahrung aufzunehmen. Man findet diese vor allem in fermentierten Lebensmitteln wie Joghurt, Kefir, Buttermilch, aber auch in milchsauer vergorenem Gemüse wie Sauerkraut, Gurken sowie in Sauerteig oder Brottrunk. Auch die fermentierten asiatischen Lebensmittel Tofu, Miso (eine japanische Sojabohnenpaste), das indonesische Tempeh (ebenfalls ein vergorenes Sojaprodukt mit Schimmelpilzen) oder das koreanische Kimchi (fermentierter scharfer Weißkohl) enthalten wertvolle Probiotika.

Präbiotika: Hierbei handelt es sich nicht um Mikroorganismen, sondern um Ballaststoffe, die vom Körper nicht verdaut werden – sie dienen vor allem den »guten« Darmbakterien als Futter und tragen so zu ihrer Vermehrung bei. Präbiotika findet man z. B. in Wurzel- und Zwiebelgemüse wie Schwarzwurzeln, Topinambur oder Pastinaken, Knoblauch, Spargel, Chicorée, Artischocken oder Bananen. Für eine darmgesunde Wirkung ist die Menge von ca. fünf Gramm täglich notwendig, das heißt, mehrmals am Tag sollte Gemüse auf dem Speiseplan stehen (als Hauptgericht, Beilage, Suppe oder in Saftform).
Wichtig: Man muss ausreichend trinken, damit die Ballaststoffe quellen und ihre Wirkung entfalten können.
Obst: Vorzugsweise zuckerarme Sorten wie Aprikosen oder Beeren.
Kartoffeln: Lässt man stärkehaltige Lebensmittel wie Kartoffeln, Vollkornnudeln oder Vollkornreis abkühlen, so entsteht sogenannte resistente Stärke. Sie ist von den körpereigenen Enzymen, den Amylasen, nicht abbaubar und soll Darmerkrankungen vorbeugen (enthalten auch in Bananen).

Generell gilt: wenig Fleisch, allgemein salzarm kochen.

An welcher Küche sollte man sich orientieren, wenn man sich besonders gesund ernähren will?
Die Suche nach der Formel für die weltbeste Ernährung dauert schon viele Jahrzehnte. Einer der Ersten war Ancel Keys, ein amerikanischer Ernährungswissenschaftler, der ab 1958 gemeinsam mit Forschern aus Japan, Italien, den Niederlanden, Griechenland, Finnland und dem damaligen Jugoslawien die Beziehung zwischen Ernährung, Lebensweise und Erkrankungen in verschiedenen Ländern untersuchte und verglich. Das Ergebnis dieser sogenannten 7-Länder-Stu-

die zeigte wichtige Säulen für ein gesundes Leben, wie z. B. hochwertige Oliven- oder Rapsöle, Hülsenfrüchte, Gemüse, Fisch, Obst, Heilkräuter, Schaf- und Sauermilchprodukte, Nahrungsmittelqualität, den richtigen Zeitpunkt für die Nahrungsaufnahme, die Fastenzeit und die Entschlackung – alles Punkte, die vor allem in der Küche Asiens und in der Mittelmeerküche (und hier besonders auf Kreta) zur Anwendung kamen. Diese Ernährung findet man auch häufig in den sogenannten Blue Zones – Gebieten, in denen auffällig viele fitte 100-Jährige leben, wie beispielsweise auf der japanischen Insel Okinawa, dem griechischem Eiland Ikaria oder im Dorf Ogliastra auf Sardinien. Forschungen in den Blue Zones haben gezeigt, dass die Menschen dort seltener von Herz- und Gefäßkrankheiten, von Demenz, Diabetes und verschiedenen Formen von Krebs betroffen sind als anderswo. Auch wenn sich ihr Speiseplan unterscheidet, so ist eines allen gemein: Sie nehmen natürliche, überwiegend unverarbeitete, saisonale Lebensmittel zu sich und keine Fertigprodukte, fast keinen zugesetzten Zucker und kaum Weißmehl, dafür viel Obst, Gemüse, Nüsse sowie frische Kräuter, viele Ballaststoffe und komplexe Kohlenhydrate (z. B. aus Vollkornprodukten, Reis, Mais, Hirse oder Süßkartoffeln), wenig Fisch, kaum Fleisch und wenig Milchprodukte.

Weitere Studien zum Einfluss der Ernährung auf die Gesundheit folgten. Für Aufmerksamkeit und ein Umdenken in den USA sorgte vor allem die neue »Healthy Eating Pyramid« von Walter Willett, Professor an der Harvard Medical School. Er sprach sich gegen die bis dahin geltenden offiziellen amerikanischen Ernährungsempfehlungen (die damals jenen der Deutschen Gesellschaft für Ernährung [DGE] ähnelten) aus und empfahl künftig statt »Low Fat«, also wenig Fett, »Low Carb«, also weniger Kohlenhydrate, vor allem weniger Nudeln, weißes Brot oder Kartoffeln, dafür mehr Pflanzenöle, mehr Proteine und Vollkornprodukte. Seine »Ernährungs-Pyramide« bestand aus jeder Menge frischem Obst und Gemüse, Brot und Pasta aus Vollkorngetreide, Olivenöl, etwas Fisch und Geflügel, Milchprodukten in Maßen und wenig rotem Fleisch, Wurst und Butter. Wer sich nach diesen Maßstäben ernährte, konnte das Risiko einer Herzerkrankung um 40 Prozent (Männer) bzw. um 30 Prozent (Frauen) senken. Die Empfehlungen Willetts folgen damit den Grundlagen der sogenannten gesunden Mittelmeerküche, zu denen international weiter geforscht wurde – mit dem Ergebnis, dass sie bislang als eine der gesündesten (wissenschaftlich belegt) Ernährungsformen gilt. Wer sich also nach dieser ausgewogenen Kost ernähren möchte, sollte Folgendes in seinen Speiseplan einbauen:

» **Essenzielle Fettsäuren,** wie man sie in hochwertigem Olivenöl findet, aber auch in Samen, Nüssen oder Avocados, vor allem **Omega-3-Fettsäuren,** die hauptsächlich in fetten Fischen wie Makrele, Lachs, Forelle und Hering vorkommen, und **Omega-6-Fettsäuren,** die unsere heimischen Öle wie Sonnenblumen- oder Distelöl, aber auch Sesamöl enthalten. Zum Kochen verwendet man am besten natives Olivenöl extra vergine, das nach neuesten Forschungen hitzestabil ist, Ghee (aus der indischen Küche, erhältlich in Naturkostläden) oder Butterschmalz. Für die kalte Küche ist kaltgepresstes Leinöl, Leindotteröl, Hanföl oder Walnussöl eine gute Wahl (empfohlen werden mindestens 4 Teelöffel hochwertiges Öl pro Tag, Nüsse, Samen und Mandeln mindestens dreimal pro Woche, am besten rund 30 g – ca. eine Handvoll – täglich).

» **Folsäure** in Hülsenfrüchten, vor allem in Limabohnen und Kichererbsen, aber auch in Sojabohnen, weißen Bohnen, Linsen und Erbsen. Ebenso ist grünes Blattgemüse wie Grünkohl und Spinat ein guter Folsäure-Lieferant, auch Rosenkohl, Blumenkohl, Brokkoli, Rote Bete, Wirsing, Tomaten und Avocado enthalten ausreichende Mengen, ebenso Salate wie Feldsalat, Endivie und Kopfsalat und vor allem Portulak (empfohlen wird der Verzehr von Hülsenfrüchten mehrmals pro Woche, am besten täglich; frisches Gemüse und Salat zwei- bis dreimal pro Tag).

» **Radikalfänger,** sogenannte Antioxidanzien, wie wir sie vor allem in zahlreichen Obst- und Beerensorten finden. Die wirksamsten Radikalfänger sind insbesondere die **Vitamine A** (Tagesbedarf deckt man z. B. mit 100 g Grünkohl oder 125 g Camembert), **Vitamin C** (Tagesbedarf deckt man z. B. mit 2 Orangen oder 100 g Brokkoli), **Vitamin E** (Tagesbedarf deckt man z. b. mit 10 g Weizenkeimöl oder 250 g Tomatensalat) und das Provitamin **Beta-Karotin,** das sich vor allem in grünen, gelben und roten Gemüse- und Obstsorten wie Karotten, Spinat, Brokkoli, Paprika, Kirschen oder Grapefruit findet. Auch zahlreiche **sekundäre Pflanzenstoffe,** die Obst und Gemüse ihre Farbe verleihen, wirken antioxidativ – so ist vor allem der Pflanzenfarbstoff Anthocyan, der in blauen und roten Beeren sowie Trauben und Wein enthalten ist, ein starker Radikalfänger (empfohlen wird der Verzehr von frischem Obst dreimal täglich, bevorzugt Beeren und Trauben).

» Der Pflanzenfarbstoff **Lycopen,** ein Carotenoid, das den Tomaten ihre rote Farbe verleiht, wirkt ebenfalls antioxidativ und unterstützt das Wachstum und die Aktivitäten bestimmter Immunzellen. Eine hohe Konzentration findet man vor allem in verarbeiteten und erhitzten Produkten, z. B. Tomatensauce. Auch Wassermelonen, rote Grapefruits und Papayas enthalten Lycopen (selbstgemachte Tomatensauce aus Dosentomaten ist einem Fertigprodukt vorzuziehen, da dieses meist viel Zucker enthält).

» Viele **Heilkräuter** enthalten immunologisch wirksame Substanzen, die die Abwehr stimulieren. Allein ein hoher Gehalt an Spurenelementen wie Kalzium hat eine starke immunologische Wirkung – denn Immunzellen benötigen vor allem Kalzium, um sich zu aktivieren; ohne diese Aktivierung von außen bleiben sie wirkungslos. Einen hohen Kalziumgehalt finden wir beispielsweise in Kräutern wie Lorbeer, Nelken, Salbei und Wacholder, aber auch in frischem Koriander, Rosmarin und Thymian. Thymian (als Tee, Dampfinhalation oder Tinktur) weist eine starke Immunstimulation auf und wirkt zudem bei allen Atemwegserkrankungen antiviral und antibakteriell. Kapuzinerkresse ist ein natürliches Antibiotikum; seine scharfen Senföle wirken besonders bei Katarrhen der oberen Atemwege antibakteriell.

» Auch Ingwer, Knoblauch und Zwiebeln besitzen einen hohen Kalziumgehalt und wirken so direkt aktivierend auf die Immunzellen. Weitere kalziumhaltige Lebensmittel, die zur Aktivierung der Immunzellen beitragen, sind Hülsenfrüchte wie Linsen, Bohnen und Erbsen, Karotten und andere Rüben, Sellerie, Spinat, Mandeln und Trauben.

Entscheidend bei diesem Ernährungskonzept ist die niedrige Zufuhr von Fleisch, das jedoch alle 14 Tage ein- bis zweimal als Carnitinproduzent notwendig ist. Bevorzugt wird dabei Geflügel, Wild, Ziege oder Lamm. Carnitin selbst ist das Transportenzym, das die essenziellen Fettsäuren aus dem Oliven- oder Rapsöl in die Kraftwerke der Zelle (Mitochondrien) transportiert, wo sie in schlackenfreie Energie umgewandelt werden.

Die Gesundheitseffekte der mediterranen Ernährung sind erstaunlich: In den Hülsenfrüchten und im Gemüse ist – neben wichtigen Vitaminen, Spurenelementen und Radikalfängern – in hoher Konzentration Folsäure enthalten. Dieses Vitamin vermindert um 75 Prozent das Risiko für Darmkarzinome, außerdem senkt es über immunologische Wirkmechanismen auch das Arterioskleroserisiko, da es als »Gegenspieler« des Homocysteins einen entscheidenden Auslösefaktor für Arteriosklerose minimiert.

Lycopen aus Tomaten vermindert das Karzinomrisiko der Prostata um 50 Prozent, während wiederum Omega-3-Fettsäuren und Rotwein das Herzinfarktrisiko um ca. 51 Prozent senken und außerdem antientzündlich wirken.

Zudem konnte festgestellt werden, dass Betacasein aus Ziegen- und Schafsmilchprodukten signifikant Brustkrebs verhindert.

Hilfe aus der Natur: antivirale und antibakterielle Pflanzen

- Purpur-Sonnenhut *(Echinacea purpurea):* immunstärkend.
- Zistrose *(Cistus x incanus):* antiviral, antibakteriell, vor allem bei Erkrankungen der oberen Atemwege.
- Mistel *(Viscum album):* aktiviert die körpereigene Immunabwehr, führt zu einem signifikanten Ansteigen der Zahl natürlicher Killerzellen, Lymphozyten und Granulozyten, reduziert bei einer Chemotherapie die Nebenwirkungen; derzeit wird erforscht, ob die Mistel auch eine antitumorale Wirkung hat.
- Senföle von Kapuzinerkresse und Meerrettich: antibakteriell, vor allem bei Atemwegs- und Harnwegsinfektionen. Kapuzinerkresse wirkt wie ein natürliches Breitbandantibiotikum.
- Ingwer und Knoblauch: antiviral, antibakteriell, antimykotische Eigenschaften. Das ätherische Öl aus dem Ingwerwurzelstock hat sich bei In-vitro-Studien gegen das Herpes-simplex-Virus Typ 1 als hilfreich erwiesen.
- Kamille und Salbei: antibakteriell im Mund- und Rachenraum.

Ich arbeite in meiner Praxis sehr viel mit ätherischen Ölen. Sie sind wahre Kraftpakete der Natur – hochkonzentriert und sehr wirkungsvoll. Man sollte ätherische Öle mit Bedacht und wohldosiert einsetzen. Immunologisch unterstützend wirken vor allem Zitrone, Orange und Grapefruit. Bei Infekten sind Oregano, Thymian, Majoran, Teebaum und Rosmarin zu empfehlen. Für die Zellgesundheit ist ätherisches Weihrauchöl etwas ganz Besonderes. Auch für typische weibliche Gesundheitsprobleme gibt es geeignete Öle wie Rose, Geranie, Jasmin und Muskateller-Salbei.
Durch einfaches Verdampfen in einem Diffuser lassen sich ätherische Öle leicht anwenden. Vor der oralen Anwendung sollte man auf jeden Fall einen Arzt kontaktieren.

Neben den einzelnen gesundheitsfördernden Nahrungsmitteln ergaben sich bei den weitreichenden Studien noch folgende wichtige Grundregeln zu den Ernährungsgewohnheiten, die zusätzlich einen positiven Effekt auf die Gesundheit haben:

» Kochen Sie so oft wie möglich selbst mit unverarbeiteten Zutaten und würzen Sie mit frischen oder getrockneten Kräutern, statt Fertigwürze oder Instant-Saucen zu verwenden. So wissen Sie genau, was in Ihrem Essen enthalten ist, und sparen schädigende Zusatzstoffe.
» Es sollte immer nur frische hochwertige Ware verarbeitet werden, am besten regional und saisonal.
» Zwischen den einzelnen Mahlzeiten sollte mindestens ein Zeitraum von drei bis vier Stunden liegen. Die Nahrung muss gut gekaut werden.
» Die Nahrung sollte nicht zu heiß und nicht zu kalt sein.
» Nach dem Essen empfiehlt sich eine 15- bis 20-minütige Ruhephase.
» Die Getränke sollten nie eiskalt getrunken werden, da sie den oberen Verdauungstrakt in seiner Kraft schwächen. Als Aperitif empfiehlt sich ein selbst angesetzter Gemüsetee mit möglichst verdauungsanregenden Bitterstoffen und während des Essens Wasser oder warme Getränke wie Kräutertee. Besonders wirksam ist Verbenatee (Eisenkraut) oder Moringasud.
» Der richtige Zeitpunkt für die Nahrungsaufnahme liegt beim Frühstück nach 9.00 Uhr, beim Abendessen vor 19.00 Uhr. Die Hauptmahlzeit sollte das Mittagessen sein. Nach 19.00 Uhr sollte auf keinen Fall mehr Schwerverdauliches wie Rohkost oder Käse gegessen werden.
» Achten Sie auf basische Nahrungszufuhr oder gleichen Sie den Säure-Basen-Haushalt durch Basenbrühe aus.

Wer sich überwiegend pflanzlich, vielseitig, im Rhythmus der Natur und der eigenen inneren Uhr ernährt und darauf achtet, nicht über die Sättigung hinaus zu essen, hat bereits viel gewonnen. Vor allem in Kombination mit ausreichend Bewegung, Entspannungsphasen und Fastenzeiten kann jeder sein Immunsystem positiv beeinflussen. Nicht nur als Therapie, sondern vor allem präventiv, sodass es erst gar nicht zum Entstehen von Entzündungen oder chronischen Erkrankungen kommt.

Die Umstellung der Ernährungsgewohnheiten wirkt sich besonders positiv auf das Mikrobiom im Darm aus, wie eine Studie der Harvard Universität in Boston aus dem Jahr 2014 gezeigt hat. Nach einer Umstellung auf eine stark pflanzenbasierte Kost aus Obst, Gemüse und Getreide konnte man bereits nach 24 Stunden die signifikante Zunahme von Darmbakterien nachweisen, die eine entzündungshemmende Wirkung haben. Je artenreicher die Darmflora, desto stabiler ist unsere Abwehr und desto besser sind wir vor Krankheiten geschützt. Das heißt, je gesünder wir uns ernähren, desto vielseitiger ist das Mikrobiom und umso besser arbeitet es in unserem Sinne. Eine ähnliche Wirkung auf die Bakterienvielfalt des Darms haben auch regelmäßige Fastenzeiten.

Wir wissen heute sehr viel über gesunde Ernährung, aber wir müssen dieses Wissen auch umsetzen. Entscheidend dabei ist, dass wir dies nicht mittels einer schnellen und kurzlebigen Diät versuchen und anschließend wieder in alte Gewohnheiten zurückfallen. Eine Umstellung der Ernährung und des Lebensstils muss langfristig geschehen und dauerhaft anhalten.

STARKMACHER 2: Fasten

In zahlreichen Kulturen gehört die Tradition des Fastens zum Jahresablauf (z. B. Yom Kippur, Ramadan, christliche Fastenzeit). Hierbei geht es nicht um Selbstkasteiung, sondern um freiwilligen Verzicht – zugunsten der Gesundheit. Unser Stoffwechsel ist nämlich nicht für eine permanente Nahrungsaufnahme gemacht, die vielen Mahlzeiten (oft mehr als sechs) am Tag überfordern ihn. Daher sollte man sich neben der Frage, was man isst, auch damit beschäftigen, wie oft man isst.

Die Forschung der letzten Jahre hat ergeben, dass Fasten sich sehr positiv auf Vitalität und vor allem auf das Immunsystem auswirkt – und langfristig auch bei der Gewichtsreduktion hilfreich ist. Denn wer richtig fastet, verhindert den typischen Jo-Jo-Effekt. Außerdem ist Fasten leicht umzusetzen und als begleitende Therapie während einer Erkrankung genauso effektiv wie als präventive Maßnahme. Denn der längere Verzicht der Nahrungsaufnahme kann der Entstehung vieler Beschwerden vorbeugen, zugleich aber auch bestehende Krankheitssymptome lindern oder heilen. Vor allem zur Behandlung von Rheuma und chronischen Schmerzerkrankungen wird Fasten inzwischen in zahlreichen Kliniken mit großem Erfolg eingesetzt, aber auch bei Diabetes, Bluthochdruck, erhöhten Blutfettwerten und Allergien hat sich Fasten als Basistherapie bewährt.

Auch auf unser Immunsystem wirkt Fasten ausgleichend und stärkend, da während des Fastens der Darm – und damit ein großer Teil der Abwehrkräfte – von seiner Aufgabe entlastet wird. Durch die verminderte Zufuhr von Allergenen und Nährstoffen, die an Entzündungsreaktionen beteiligt sind, beruhigt sich das Immunsystem. Ein weiterer Effekt: Im Verdauungstrakt bilden sich kaum noch Gärungsprodukte oder bakterielle Toxine, was ebenfalls zur Entlastung der Abwehr beiträgt.

Und es gibt noch weitere positive Auswirkungen des Fastens, die bereits durch zahlreiche Studien belegt wurden: Senkung des Blutdrucks und des Pulses, Absenkung des Cholesterinspiegels, Verbesserung der Herzfrequenzvariabilität (ein entscheidender Faktor für die Entspannung der Herznerven), die Entgiftungsfunktion der Niere wird erhöht, Reduktion der Insulinproduktion und Regeneration der Bauchspeicheldrüse. Es werden Fettreserven abgebaut, und durch eine vermehrte Serotoninausschüttung hat Fasten eine beruhigende, entkrampfende und stimmungsaufhellende Wirkung auf das Nervensystem. Zudem werden Entzündungen und Schmerzen gemildert.

Welche Fastenmethoden gibt es?

Man unterscheidet zwischen dem klassischen Heilfasten, das meist ärztlich begleitet wird und mindestens 5 bis maximal 34–40 Tage dauert, und dem neueren Intervallfasten, das je nachdem aus ein oder zwei Entlastungstagen pro Woche bestehen kann, an denen man beispielsweise nur Reis bzw. Hafer oder Obst zu sich nimmt. Eine andere Variante ist, an zwei aufeinanderfolgenden Tagen pro Woche die Kalorienzufuhr auf 600 kcal zu reduzieren und sich in dieser Zeit ausschließlich von Obst, Gemüse, Fisch, Tofu, Eiern und Milchprodukten (also stark kohlenhydratarm) zu ernähren.

Die bekannteste Methode des Intervallfastens ist wohl die 5:2-Formel des britischen Arztes Michael Mosley: An fünf Tagen in der Woche darf man wie gewohnt essen, ohne Kalorien zu zählen. An zwei Tagen wird die Nahrungszufuhr bei Frauen auf 500 bis 800, bei Männern auf 600 bis 850 Kalorien reduziert – optimalerweise verteilt auf zwei Mahlzeiten. Dazu gilt es, viel Kalorienfreies zu trinken.

Beim Heilfasten sollte jede Kur mit einer Entlastungszeit von etwa zwei bis drei Tagen eingeläutet werden. Ohne Alkohol, Kaffee, Fleisch oder Süßigkeiten. Erlaubt sind beispielsweise 1,5 bis 2 kg Obst, verteilt auf vier bis fünf Portionen pro Tag, dreimal täglich

35 g Haferflocken mit Milch, 100 g Gemüse. Am ersten Tag nach dem Fastenbrechen ca. 800 Kalorien zu sich nehmen, am zweiten 1000, am dritten 1200, um sich langsam wieder an Nahrung zu gewöhnen.

Heilfasten ist nicht gleich Heilfasten, und nicht jede Fastenkur ist für alle gleichermaßen geeignet. Deshalb gilt es zuerst einmal herauszufinden, welche Fastenmethode für einen die richtige ist.

Eine der bekanntesten Fastenmethoden ist das klassische **Heilfasten nach Buchinger.** Erlaubt ist neben kalorienfreien Getränken wie Wasser und Tee nur der Verzehr von Gemüsebrühe sowie einer geringen Menge Eiweiß. So erhält der Körper eine Notration an Kalorien, Vitaminen und Mineralstoffen. Von schwerem Gelenkrheuma betroffen, unterzog sich Dr. Buchinger einer 19-tägigen Fastenkur bei Dr. Riedlin in Freiburg. »Ich war schwach, mager, aber ich konnte wieder alle Gelenke bewegen«, schreibt er in seinen Lebenserinnerungen. Bekannte Fastenärzte wie Otto Buchinger beobachteten Erfolge bei zahlreichen Krankheiten wie chronischen Entzündungen, Allergien oder Autoimmunerkrankungen. Heinz Fahrner, ein Schüler Buchingers, bezeichnet das Fasten als den »stärksten Appell an die natürlichen Selbstheilungskräfte des Menschen«.

Im Volksmund trägt die Kur des österreichischen Arztes Dr. Franz Xaver Mayr (1875–1965) den Namen **Milch-Semmel-Fasten:** Morgens und mittags gibt es ein altbackenes Brötchen oder Brot vom Vortag. Jeder Bissen wird 40-mal gekaut und mit 1/4 bis 1/2 l Milch hintergespült. Kräutertee und Gemüsebrühe sind ebenfalls erlaubt. Zusätzlich wird der Bauch intensiv massiert, um Darm, Blase, Galle, Milz und Leber zu aktivieren.

Benannt nach dem Naturheiler Johann Schroth (1798–1856), dauert die **Schrothkur** 21 Tage. Ihre vier Elemente: 1. Basenreiche Diät, beispielsweise mit gekochtem Obst und Gemüse, Grieß- und Haferbrei, trockenen Brötchen. 2. Mineralwasser, Säfte, Tee, Weißwein nach Plan. 3. Schroth'sche Packungen mit nasskalten Umschlägen. 4. Ruhe und Bewegung, die sich abwechseln sollen.

Beim *Intervallfasten* kann man wählen zwischen täglichen Essenspausen – 16 Stunden während der Nacht pausieren und eine Mahlzeit am Tag ausfallen lassen – oder wöchentlichen Fastentagen: fünf Tage in der Woche normal essen und zwei Tage fast nichts. Trinken soll man während des Intervallfastens natürlich ausreichend, aber nur kalorienfreie Getränke (Wasser, ungesüßter Tee, höchstens zwei bis drei Tassen schwarzen Kaffee).

Fastentag

Gut bewährt hat sich der Entgiftungstag einmal pro Woche. Er kann an einem speziellen Tag, z. B. freitags oder noch besser montags oder auf alle Fälle nach ausführlichen Gelagen sinnvoll sein. An diesem Tag sollte gar nichts Festes gegessen werden. Wichtig ist dann die Entsäuerung des Organismus. Dies gelingt am einfachsten mit einer Basenbrühe, die nach Belieben warm oder im Sommer auch kalt getrunken wird. Man benutzt dafür:

» 1 Liter Wasser
» 3 mittelgroße Kartoffeln
» 1 Karotte
» 1 großes Stück Sellerie

Das Gemüse klein schneiden und im Dampfkochtopf 20 Minuten kochen. Kein Salz verwenden, evtl. Petersilie. Das Gemüse wird verworfen und das Gemüsewasser getrunken. Die Basenbrühe muss täglich frisch zubereitet werden. Sie kann auch als kontinuierliches Getränk über mehrere Wochen oder auch über drei Monate zur Entschlackung als wahre Wunderbrühe bezeichnet werden.

Weitere zusätzliche Entschlackungsgetränke sind:

Heißes Wasser:
Trinken Sie tagsüber heißes Wasser, köcheln Sie es morgens für etwa 10 Minuten auf kleiner Flamme in einem Topf mit offenem Deckel und bewahren Sie es in einer Thermoskanne auf. Davon trinken Sie etwa halbstündlich 2 bis3 Schluck oder auch mehr, je nach Durst. So werden Stoffwechselschlacken gelöst und ausgeschieden.

Reiswasser:
Kochen Sie eine Handvoll gewaschenen Basmatireis in 2 bis 3 Litern Wasser, bis er ganz weich ist und zu schmelzen beginnt. Anschließend den Reis abfiltern und die Flüssigkeit in einer Thermoskanne aufbewahren. Davon trinken Sie über den Tag verteilt immer ein paar Schlucke. Um das Reiswasser schmackhafter zu machen, können Sie es mit etwas Steinsalz, schwarzem Pfeffer und Ingwer würzen. Auch können Sie frischen Ingwer mitkochen. Als Würzung eignet sich Kreuzkümmel (Cumin), Gelbwurz (Curcuma), Koriander. Dieses Getränk ist ideal geeignet, Hunger zu mindern.

Getränke aus Weizen oder Gerste:
Eine Handvoll geschroteter biologischer Weizen oder Gerste etwa eine Stunde in 2 bis 3 Litern Wasser kochen, absehen und die Flüssigkeit in einer Thermoskanne aufbewahren. Dieses Getränk kann zwischen den Mahlzeiten bei Hunger getrunken werden.

Beim Fasten wird nicht nur der Körper von Giftstoffen befreit, sondern auch der Seele tut eine Zeit des Verzichts gut, um auszuruhen, sich zu zentrieren und die Wahrnehmung wieder zu schärfen. Seelisch-geistige Erfahrungen während des Fastens können das Immunsystem unterstützen. Psychoneuroimmunologen fanden heraus, dass sich die Konzentrationen bestimmter Hormone während des Heilfastens verändern. Unter anderem lassen sich veränderte Hormonspiegel von Insulin, Cortison sowie einiger Schilddrüsen- und Sexualhormone beobachten. Außerdem wird man sich während des Fastens seiner Eigenverantwortung für die Gesundheit wieder bewusst – man kann selbst sehr viel bewegen, wenn man dazu bereit ist. Und das gilt natürlich noch sehr viel mehr für körperliche Aktivität.

STARKMACHER 3: Mehr und richtig bewegen

Es ist noch nicht lange her, da haben Wissenschaftler herausgefunden, dass das Immunsystem durch körperliche Bewegung überhaupt beeinflussbar ist. Heute besteht kein Zweifel, dass körperliche Bewegung – je nach Belastungsart, -dauer und -intensität – deutliche Auswirkungen auf das Immunsystem und seine Funktion zeigt.

Intensive Studien des immunologisch versierten Sportmediziners Prof. Dr. Heinz Liesen von der Universität Paderborn – er war unter anderem Arzt der Hockeynationalmannschaft – belegen, dass weder Bewegungsmangel noch Hochleistungssport der Gesundheit zuträglich sind.

Das sitzende Leben im Büro und vor dem Fernseher, nur unterbrochen von einem kleinen Sonntagsspaziergang, führt zur Abnahme der eigenen Immunkraft. Sie wird durch Bewegungsmangel nicht nur geschwächt, sie baut regelrecht ab, denn der Mangel an körperlicher Aktivität führt zu einer Verengung der Gefäße, die Durchblutung wird vermindert, und die Atmung wird immer flacher. Der Organismus nimmt also weniger Sauerstoff auf und kann ihn dazu noch schlechter zu den Organen und Geweben leiten. Doch auch beim Leistungssport mit andauernder Hochbelastung wird das Immunsystem durch den körperlichen Stress geschwächt. Bei Marathonläufern kann die Funktionsfähigkeit der Abwehrkräfte auf die eines Aidspatienten absinken. Ihre Infektanfälligkeit und Krankheitsrate steigen acht Tage nach der Anstrengung beängstigend an.

Die schlichte Einsicht lautet also: Bewegungsmangel ist ebenso ungesund wie übertriebener Einsatz. Ideal – auch wenn es trivial klingt – ist eine maßvolle, aber regelmäßige Körperbelastung: schnelles Gehen, leichtes Laufen, kräftiges Schwimmen, zügiges Radfahren, Gymnastik in jeder Form. Dadurch werden nachweislich im Lymphsystem neue, sehr aktive Immunzellen gebildet und die Gefäße erweitert. Die Durchblutung wird erhöht, und der Sauerstoffgehalt steigt stark an; dies bedeutet, dass ein regenerativer Prozess eingeleitet wird und die Abwehrkraft des gesamten Immunsystems zunimmt. Bei körperlicher Belastung wird zudem Adrenalin ausgeschüttet. Das Hormon bewegt Abwehrzellen dazu, sich schneller zu vermehren und aktiver zu werden. Sowohl natürliche Killerzellen als auch T- und B-Lymphozyten sind dadurch vermehrt im Blut vorhanden. Nach dem Training, wenn das Adrenalin im Blut wieder sinkt, fällt auch die Zahl der Abwehrzellen wieder.

Durch diese sanften Reize, die während einem moderaten Ausdauersport gesetzt werden, kommt es zu einem Trainingseffekt des Immunsystems: Potenziell schädliche Zellen werden effektiv beseitigt, und auch die Lymphozyten sind aktiver. Häufige Infektionskrankheiten der Atemwege, wie etwa Erkältungen, Entzündungen des Rachens und der Mandeln, sind bei Freizeit-Sportlern im Vergleich zu Untrainierten deutlich seltener. Da auch die NK-Zellen schneller auf Krebszellen reagieren können, senkt regelmäßiger Sport außerdem das Risiko, an Krebs zu erkranken.

Insbesondere im höheren und hohen Alter spielt aus diesem Grund die körperliche Aktivität eine große Rolle, da es im Lauf des Lebens ganz automatisch zu einer Abnahme der Lymphozyten kommt.

Ausdauertraining fördert neben der Leistungsfähigkeit auch die Regenerationsfähigkeit des Immunsystems. Dabei besteht zwischen Ausdauertraining und Immunsystem eine klare Beziehung: Bei Nicht-Sportlern ist das Infektionsrisiko hoch, moderat Ausdauer trainierende Menschen zeigen ein niedriges Infektionsrisiko, hochintensive Belastungen dagegen steigern das Infektionsrisiko wiederum. Erschöpfende Ausdauereinheiten wie zum Beispiel ein Marathonlauf führen zu einer höheren Anfälligkeit in den folgenden drei bis fünf Tagen für das Auftreten von Erkrankungen und Infekten. Das ist das sogenannte »Open-Window-Phänomen«. Die vorübergehende Schwächung des Immunsystems öffnet ein kurzes Zeitfenster, in dem Mikroorganismen eine erhöhte Chance haben, sich im Körper festzusetzen.

Dennoch ist anstrengende Bewegung trotzdem besser als Nichtstun, denn die negativen Effekte auf das Immunsystem durch intensive körperliche Anstrengungen sind bei der Einhaltung ausreichender Erholungszeiten umkehrbar; dazu muss man sich allerdings vollständig regenerieren. Also nach einer intensiven Work-out-Runde oder einem längeren und schnelleren Lauf durchaus einmal einen oder zwei Tage Pause machen. Umso besser die Ausdauerleistungsfähigkeit bei einem Menschen ist, desto besser ist auch die Regeneration.

Wie bewege ich mich richtig?
Zu Beginn sind alle Trainingseinheiten empfehlenswert, die den Sportler nicht an das absolute Belastungslimit bringen: Alles, was unseren Körper moderat fordert und als entspannend empfunden wird, fördert den Stressabbau und unterstützt dadurch das Immunsystem – sei es nun Yoga, Jogging oder Wandern.

Vor allem sanfte Ausdauer-Sportarten sind ratsam: Sie stärken nicht nur Herz und Gefäße, sondern auch unsere Immunabwehr. Beim Joggen, Fahrradfahren und Schwimmen kann das Tempo individuell gewählt und damit die Belastung selbstständig in einem moderaten Rahmen gehalten werden. Was das richtige Tempo und die richtige Dauer betrifft, empfiehlt es sich unter Umständen, einen Herz-Kreislauf-Check-up zu machen, um herauszufinden, wo der Ruhepuls liegt und welche maximale Herzfrequenz angesteuert werden kann. Viele Fitness- und Lauftrainer sind mit diesen Fragen vertraut und können mit ihnen ein perfektes Trainingsprogramm konzipieren. Das »richtige« Training kann immer nur individuell festgelegt werden, denn der Effekt der Bewegung hängt im Wesentlichen vom eigenen Trainingszustand ab und muss immer wieder angepasst werden, da der Körper nicht überfordert, aber auch nicht unterfordert werden soll – es bringt also nichts, wenn wir jeden Tag bei gleicher Geschwindigkeit die gleiche Strecke laufen. Der Körper hat sich nach spätestens sechs Monaten daran gewöhnt. Genauso wenig Erfolg versprechend ist es, einmal in der Woche ein intensives Intervall-Training zu machen und sich die restlichen sechs Tage nicht zu bewegen.

Es gibt also nicht nur einen »richtigen« Trainingsbereich, sondern in einer professionellen Trainingssteuerung bis zu fünf Intensitätsbereiche. Ein zu monotones Training wird mit der Zeit nicht nur langweilig, sondern erhöht auch das Risiko für Überlastungen, Verletzungen und Infekte.

Eine beliebte Faustregel sagt, dass 65 bis 70 Prozent der Trainingszeit locker und auf niedriger Intensität absolviert werden sollten, 20 bis 25 Prozent auf mittlerer Intensität und nur maximal 5 Prozent in höheren Bereichen.

Ein Großteil des Trainings sollte daher nicht oberhalb des aeroben Bereichs stattfinden. Das bedeutet, dass der Trainingspuls 70 bis 80 Prozent der maximalen Herzfrequenz (HF_{max}) nicht übersteigt. Diesen Bereich hat man erreicht, wenn man sich angestrengt fühlt, aber sich beim Laufen oder Radfahren noch gut mit jemandem unterhalten kann, ohne dass einem die Luft ausgeht. Für eine ungefähre Berechnung der maximalen Herzfrequenz gilt die Formel:
» bei Männern: 220 minus Lebensalter
» bei Frauen: 226 minus Lebensalter

Doch auch hier ist klar: Diese Formel ist sehr ungenau. Sie nimmt keinerlei Rücksicht auf die Grundausdauer oder auf den individuellen Ruhepuls des Sportlers und kann Hobbysportler daher verunsichern.

Etwas genauer kann man den optimalen Trainingsbereich mit der sogenannten Karvonen-Formel berechnen. Hierbei wird die Herzfrequenz-Reserve als Differenz zwischen der maximalen Herzfrequenz (HF_{max}) und der Ruhe-Herzfrequenz F_{Ruhe} (Ruhepuls, RP) für die Berechnung genutzt.

Zur Differenzierung zwischen extensivem und intensivem Training wird noch mit einem vorgegebenen Prozentsatz multipliziert:

$$HF_{train} = (HF_{max} - RP) \times Faktor + RP$$

Als Faktor wird angegeben:
» für intensives Ausdauertraining: 0,8
» für extensives Ausdauertraining: 0,6
» für Untrainierte: 0,5 (z. B. für Patienten in einem mäßigen Trainingszustand, die für eine medizinischen Rehabilitation vorgesehen sind)

Die Ruhe-Herzfrequenz soll dabei am Morgen unmittelbar nach dem Aufwachen, die maximale Herzfrequenz mittels Ergometrie (Fahrrad oder Laufband) ermittelt werden.

Da jedoch auch diese Formel großen Ungenauigkeiten unterliegt und viele Sportlerinnen und Sportler mit den dabei ermittelten Herzfrequenz-Bereichen keinen Spaß an der Bewegung finden können, ist es ideal, zur Ermittlung der individuell richtigen Trainingsherzfrequenzbereiche eine sportmedizinische Leistungsdiagnostik durchführen und im Anschluss ein individuelles Bewegungs-/Trainingskonzept entwickeln zu lassen. Dies führt nicht nur zu einer rascheren Leistungsentwicklung, sondern verhindert langfristig auch Überlastungen und Verletzungen.

Die positiven Auswirkungen von Bewegung auf die Gesundheit sind so groß, dass die WHO heute körperliche Bewegung geradezu einfordert: »... wird empfohlen, dass die Menschen Zeit ihres Lebens ein adäquates Ausmaß [an körperlicher Aktivität] aufrechterhalten mögen. Für unterschiedliche gesundheitliche Konsequenzen bedarf es unterschiedlicher Arten und Ausmaße an Bewegung: Mindestens 30 Minuten regelmäßige körperliche Bewegung moderater Intensität an den meisten Tagen senkt das Risiko für Herz-Kreislauf-Krankheiten und Diabetes, Darmkrebs und Brustkrebs. Muskelkräftigung und Gleichgewichtstraining können insbesondere bei älteren Menschen Stürze vermeiden helfen und den funktionalen Status verbessern. Für die Gewichtskontrolle ist unter Umständen mehr Aktivität erforderlich.«

Die deutsche Gesellschaft für Gefäßsport hat wissenschaftlich fundierte Programme für arterielles und venöses Gefäßtraining entwickelt, und zwar als Outdoor- und Indoor-Training. So sind Sie beim Trainieren vom Wetter unabhängig. Hier finden Sie Übungen, die Sie jederzeit in Ihren Tagesablauf integrieren können: https://www.dga-gefaessmedizin.de/patienten/krampfadern/tipps-fuer-den-alltag.html

Wie schaffe ich es, mich zu motivieren?
Allerdings erreichen nach einer Studie der DKV-Krankenversicherung nur noch 43 Prozent der Befragten nach eigenen Angaben das empfohlene Mindestmaß an körperlicher Aktivität. 20 Prozent der Deutschen machen überhaupt keinen Sport. Warum ist das so?

Das Hauptproblem ist eine entsprechende Motivation: »Mach doch mal mehr Sport!« ist leicht gesagt, aber für die meisten ist es unglaublich schwer, den inneren Schweinehund langfristig zu überwinden. Um wirklich weiterzukommen, müssen Sie daher zunächst Ihre ganz persönliche Motivation finden, warum Sie das machen wollen und welche positiven Effekte damit verbunden sind. »Ich will mich gesünder und leistungsfähiger fühlen und Spaß an der Bewegung haben« reicht dazu schon aus. Und dann suchen Sie sich den

Sport aus, der ihnen gefällt und zu Ihnen passt. Wer keine Lust hat, allein zu laufen, will vielleicht Fahrrad fahren. Wer keine Neigung zum Wasser hat, sollte sich auch nicht zum Schwimmen zwingen. Nur wenn der Sport zu einem passt, wenn er Spaß macht, lässt sich die notwendige Willensstärke aufbringen, um sich zu überwinden, auch wenn es manchmal anstrengend und unangenehm werden wird.

Und fangen Sie am besten sofort damit an! Denn eine weit verbreitete Strategie ist das Aufschieben. »Ab nächstes Jahr werde ich ...« Grundsätzlich ist das ein guter Vorsatz, doch meist bleibt es dann auch dabei. Ist der anvisierte Zeitpunkt gekommen, ändert sich doch nichts, oder man schiebt es erneut auf.

Eine vage Vorstellung davon, was Sie tun wollen, ist schon einmal gut, reicht aber noch nicht aus. Was Sie brauchen, ist ein konkreter Plan. Um beim klassischen Beispiel von mehr sportlicher Ertüchtigung zu bleiben: Mit einem »Ich mache mehr Sport« werden Sie nicht weit kommen. Nehmen Sie sich stattdessen den Kalender und tragen Sie jede Woche drei feste Termine ein, an denen Sie das Fitnessstudio besuchen, joggen oder schwimmen gehen. Und nutzen Sie den Alltag: Treppensteigen statt den Aufzug nehmen, mit dem Rad zur Arbeit fahren statt mit dem Auto, in der Mittagspause eine Runde spazieren gehen.

Neben dem konkreten Plan brauchen Sie auch ein Ziel, auf das Sie hinarbeiten und das Sie verfolgen. Am besten ist es, wenn dieses Ziel sehr genau formuliert ist: Also nicht »Ich will laufen«, sondern: »Ich möchte jeden Tag 20 Minuten schwimmen.« Oder: »Ich werde ab heute jeden Tag drei Kilometer laufen.« Setzen Sie sich Etappen, wie Sie dieses Ziel erreichen. Achten Sie auch darauf, dass das Ziel realistisch und erreichbar ist: Also nicht als Untrainierter gleich an den Halbmarathon denken.

Die definierten Ziele lassen sich leichter erreichen, wenn man einen Partner und Mitstreiter hat, denn das ist Selbstverpflichtung und gegenseitige Unterstützung in einem. Wenn die eigene Motivation gerade einmal nicht so hoch ist, kann der andere einen wiederaufbauen und zum Weitermachen animieren. Und es verhindert Ausreden, denn es ist immer leicht, Dinge zu finden, die einen davon abhalten, sich zu überwinden: Einmal hat man so viel zu tun, dass gar keine Zeit mehr bleibt, ein andermal ist das Wetter mal wieder schlecht usw. Disziplin ist also notwendig. Und ganz besonders dann, wenn es beim Training einmal Rückschläge gibt, dürfen Sie nicht aufgeben. Machen Sie sich Ihre Motivation und Ihre Ziele erneut bewusst und kämpfen Sie weiter. Es lohnt sich.

STARKMACHER AUF SEELISCHER UND PSYCHISCHER EBENE

STARKMACHER 4: Strahlung weitgehend vermeiden

Genauso wichtig wie Ernährung und Bewegung sind für die gesunde Entwicklung eines Menschen die Reduktion der Strahlenbelastung auf ein Mindestmaß und der Abbau der Stressbelastung, die durch die permanente Auseinandersetzung mit modernen Medien entsteht. Gerade junge Menschen sind sehr davon belastet, da sie Smartphones permanent benutzen, sich pausenlos über Social-Media-Kanäle wie Instagram oder Snapchat austauschen oder sich mit Computer-Spielen beschäftigen. Allerdings sind auch für viele Erwachsene Smartphones ständige Begleiter im beruflichen und privaten Alltag – ebenso wie die Funkwellen, die die Geräte ausstrahlen. Ob und inwieweit elektromagnetische Wellen dem Menschen schaden können, ist noch nicht abschließend geklärt. Einzelne Studien belegen einen klaren Zusammenhang zwischen gesundheitlichen Schäden und dem Einfluss elektromagnetischer Strahlung, andere Studien widerlegen dies. Da viele gesundheitsschädliche Substanzen erst langfristig gravierende Folgen gezeigt haben – man denke zum Beispiel an Asbest, Amalgam, Blei und viele andere –, kann präventive Vorsicht nicht schaden. Die Landesärztekammer Baden-Württemberg fordert zur Sicherheit in einer aktuellen Schrift einen zurückhaltenden Umgang mit Kommunikationsfunk genauso wie die Landesärztekammer Hamburg. Strahlung lässt sich leicht vermeiden oder zumindest reduzieren, ohne dass man gleich zum Digitalisierungsgegner oder -muffel erklärt wird.

Hier ein Auszug aus dem Forderungskatalog der Ärztekammern:
»... Empfehlenswerte Verhaltensregeln zur Reduktion der Strahlung von Mobiltelefonen:
» Kinder unter zehn Jahren sollten keine Mobiltelefone benutzen, sondern Festnetztelefone an Stelle von Mobiltelefonen nutzen, wann immer dies möglich ist (Handybenutzung insbesondere durch Jugendliche nur in Notfallsituationen).
» DECT-Basisstationen nicht im Schlafzimmer oder in unmittelbarer Nähe eines häufig genutzten Aufenthaltsortes in der Wohnung aufstellen.
» Wenn auf schnurlose Telefone nicht verzichtet werden kann, sollten nur solche benutzt werden, die im Stand-by-Modus abschalten (solange das Mobilteil auf der Basisstation liegt).
» Das mobile Telefon so oft wie möglich ausschalten, um Sendeimpulsstrahlung und Netzsuche mit hoher Sendefrequenz zu reduzieren.
» Während des Gespräches Abstand zu Haut- und Körperpartien des Gesichts halten, damit eine möglichst geringe Strahlung punktuell den Kopfbereich trifft (Handy abgewinkelt halten).
» Nicht neben einem angeschalteten Mobiltelefon schlafen, Weckfunktion bei abgeschalteter Telefonfunktion nutzen.
» Mobiltelefone nicht in Herznähe tragen.«

Ähnliches schreibt auch die Verbraucherzentrale Nordrhein-Westfalen, die empfiehlt, strahlungsarme Geräte zu wählen. Es ist also sicher kein Fehler, wenn man folgende Hinweise berücksichtigt:

Grenzwerte kennen. Wie hoch die Strahlung eines Smartphones ist, lässt sich am SAR-Wert (spezifische Absorptionsrate) erkennen. Dieser gibt an, wie viel Strahlungsenergie vom Körper aufgenommen wird. Der gesetzliche Grenzwert liegt bei zwei Watt pro Kilogramm. Empfehlenswert sind jedoch Werte unter 0,6 Watt pro Kilogramm. Dieses Kriterium erfüllen nach einer Erhebung der Organisation allerdings nur knapp 20 Prozent der Geräte bekannter Handyhersteller. Eine Liste strahlungsarmer Mobiltelefone ist abrufbar beim Bundesamt für Strahlenschutz im Internet unter www.bfs.de/elektro/oekolabel.html (»SAR-Werte von Handys«).

Auf gute Verbindung achten. Ist der Empfang gut, muss das mobile Gerät nicht mit voller Leistung senden; die Strahlung sinkt. Das gilt zum Beispiel nicht im Auto: Die Metallkarosserie reflektiert jedoch die Funkwellen und verstärkt sie – folglich wäre es besser, Gespräche nach draußen zu verlagern. Das gilt auch für die Verwendung mobiler Telefone in abgeschirmten Räumen wie U-Bahn, Bus, Zug, Pkw ohne gesetzlich vorgeschriebene Freisprechanlage, Fahrstühlen, Kellerräumen, Gebäuden mit dicken Mauern oder starker Metallabschirmung sowie in Kinos.

Bewusst telefonieren. Versuchen Sie, Ihre Handyzeit pro Tag auf ein Minimum zu reduzieren. Bei längeren Gesprächen und wann immer möglich ein Festnetztelefon verwenden, weil dies die strahlungsfreie und preisgünstigere Wahl ist. Wer mobil telefoniert, sollte das Smartphone erst ans Ohr halten, wenn sich eine Verbindung aufgebaut hat, denn in der Nähe einer Handy-Antenne wirkt das elektromagnetische Feld am stärksten. Bei längeren Gesprächen besser nach einigen Minuten zum anderen Ohr wechseln, um eine einseitige Belastung zu vermeiden. Schalten Sie beim Telefonieren mit Ihrem Handy den Lautsprecher an und halten Sie mindestens einen knappen Meter Abstand zum Gerät. Alternativ lässt sich auch ein Headset benutzen, um den nötigen Sicherheitsabstand zu wahren. Besonders wichtig ist das bei einer schlechten Telefonverbindung, denn in diesem Fall strahlt das Handy umso stärker mit dem Ziel, eine bessere Verbindung aufzubauen. Die Intensität der elektromagnetischen Wellen nimmt bereits in wenigen Zentimetern Entfernung von der Handy-Antenne deutlich ab.

Auch andere Quellen ausschalten. Nicht nur Handys erzeugen elektromagnetische Wellen, sondern auch kabellose Telefone, Radiowecker, Ladegeräte und Computer, Funkmäuse, Smart TVs etc. Daher besser Geräte mit Kabel nutzen und am Ende der Nutzung den Stecker ziehen. Soweit wie möglich die Nutzung der strahlenden Geräte minimieren. Am besten erstellen Sie eine Liste und markieren die Quellen, die Sie künftig meiden können.

WLAN-Nutzung reduzieren. Ihr hauseigenes WLAN und das am Arbeitsplatz stellen eine Hauptquelle Ihrer persönlichen Strahlungsbelastung dar, neben Ihrem Handy selbst und Ihrem DECT-Telefon. (Schließen Sie Ihren PC lieber an ein fest installiertes Internet [Ethernet]-LAN-Kabel an, statt WLAN zu nutzen. Wenn Sie WLAN unbedingt brauchen, schalten Sie es zumindest nachts aus. Arbeiten Sie an einer durchgehenden Netzwerk-Verkabelung Ihres Hauses. Setzen Sie nicht auf »smarte« Geräte wie Smart TV oder smarte Haussteuerungen wie Thermostate, da diese WIFI-abhängig sind.

Kein Elektrosmog in der Nacht. Stecken Sie alle Elektroquellen in Ihrem Schlafzimmer nachts aus, um Elektrosmog zu reduzieren. Nutzen Sie einen batteriebetriebenen Wecker, am besten ohne Licht, z. B. mit Ansage der Uhrzeit. Tragen Sie Ihr Handy nicht am Körper und legen Sie es nicht direkt neben sich auf den Nachtschrank.

Achtung bei Mikrowellengeräten. Falls Sie auf eine Mikrowelle nicht verzichten möchten, halten Sie während der Zubereitung der Speisen einen Abstand von mindestens einem Meter zum Gerät und reduzieren Sie die tägliche Nutzungsdauer auf das nötige Minimum. Zwar wurden vom Bundesamt für Strahlenschutz bei Neugeräten keine Grenzwertüberschreitungen austretender Strahlung im vorgegebenen 5-cm-Abstand gemessen, aber selbst Mikrowellen-Strahlung unter den Grenzwerten kann für empfindliches menschliches Gewebe schädlich sein, insbesondere für die Augen und Fortpflanzungsorgane, weil sie die entstehende Wärme durch geringeren Blutfluss nicht so schnell ableiten können. Zudem sind Geräte häufig nach einer gewissen Nutzungsdauer bei Weitem nicht mehr so dicht wie Neugeräte, wodurch mehr Strahlung austreten kann.

Leuchtmittel sorgfältig auswählen. Entfernen Sie Leuchtstofflampen mit elektronischem Vorschaltgerät aus Ihrem Haus, denn diese erzeugen durch den darin befindlichen Inverter breitbandige Hochfrequenz, die teilweise von der Lampe und ihren Zuleitungen abgestrahlt wird. Vermeiden Sie auch ein Übermaß an LED-Beleuchtung bzw. kommen Sie ihr nicht dauerhaft zu nahe. Die LED wird immer mit Gleichspannung betrieben. Unser Stromnetz in Deutschland liefert allerdings Wechselspannung, weshalb elektronische Bauteile zur Gleichrichtung im Leuchtmittel selbst verbaut werden. Diese Elektronik im Sockel der Lampen hat zur Folge, dass einige LED-Glühbirnen mehr hochfrequente Strahlung aussenden als Bildschirme.

Smartmeter abschirmen. 2015 wurde beschlossen, dass Smartmeter (intelligente Stromzähler) in Deutschland Pflicht werden. Diese benötigen zur korrekten, fehlerfreien Übertragung von Daten und zur Kommunikation mit anderen Geräten starke WLAN-Verbindungen. Experten kritisieren, dass ein einziger Smartmeter für den Körper eine Strahlungsbelastung darstellt wie 160 Mobiltelefone zusammen.

Strahlungsquelle Auto. Moderne Autos funken und strahlen die ganze Zeit (mit Radar, Blue Tooth, WLAN und Mobilfunk). Dazu kommt, dass sie durch die Abgeschlossenheit Strahlung durchaus verstärken können. Noch wenig erforscht in dieser Hinsicht sind E-Autos, aber auch hier gilt: Wie überall, wo Elektrizität genutzt wird, treten auch bei der Elektromobilität elektrische und magnetische Felder auf. Beim Betrieb von Elektrofahrzeugen sind Batterie, Motor und Kabel von solchen Feldern umgeben. Die stärksten Felder befinden sich in vielen Fällen im Fußraum vor den Vordersitzen. Je nach Bauart des Fahrzeugs und zum Beispiel der Lage der Batterie kann es aber auch vorkommen, dass die höchsten Werte im Fond verzeichnet werden – also dort, wo oft auch Kinder sitzen. Sogar beim Laden der Fahrzeuge entstehen übrigens elektrische und magnetische Felder.

Berücksichtigt man all diese Punkte angemessen, lässt sich die tägliche Dosis an Bestrahlung deutlich verringern; gerade Menschen, die sehr sensibel auf Elektrosmog reagieren, kann das unter Umständen weiterhelfen. Und Geist und Körper haben eine Belastung weniger zu ertragen.

STARKMACHER 5: Glauben und meditieren

Glauben und Beten ist in allen Weltreligionen von grundlegender Bedeutung. Das Gebet stellt eine der ältesten Möglichkeiten dar, eine Verbindung zu schaffen mit dem Allmächtigen, Allbarmherzigen und Gnädigen, eine Verbindung zwischen uns selbst und dem Göttlichen als kosmische, allumfassende Kraft, zwischen uns und anderen. Durch diese Verbundenheit verhilft das Gebet zu innerer Heimat und Festigkeit und mildert Ängste und Sorgen, häufig Ursachen für psychische und körperliche Erkrankungen. Denn wer betet, wendet sich mit dem, was er auf dem Herzen hat, an jemanden – so staut sich Kummer nicht an, was zu Depressionen oder anderen seelischen Erkrankungen führen könnte. Außerdem ermöglicht das Gebet, über eigene Wünsche zu reflektieren – wer betet, hält an der Hoffnung fest und verliert die Zuversicht nicht.

Dass der Glaube Berge versetzen kann – so wie die Hoffnung von Schwerkranken, durch ein Gebet geheilt zu werden –, ist so alt wie die Religionen selbst und zieht sich wie ein roter Faden durch alle Glaubensrichtungen.

Da liegt es nahe, dass auch die Wissenschaft die Wirkung des Betens erkundet. Eine Befragung der Universität Witten-Herdecke von 112 Krebspatienten und 57 Multiple-Sklerose-Kranken ergab: 40 Prozent der Betroffenen glaubten fest daran, dass spirituelle Kräfte ihre Genesung zum Guten beeinflussen könnten. Bislang haben Studien ergeben, dass viele Formen der inneren Einkehr und Entspannung wie Meditation oder auch das Gebet im Gehirn Neurotransmitter wie beispielsweise Serotonin freisetzen, die für Wohlbefinden sorgen und ein positives Denken und Selbstvertrauen stärken können, was sich wiederum förderlich auf das Immun-, Hormon- und Kreislaufsystem auswirkt.

Gelingt eine vollkommene Hingabe im Gebet, erfährt man ein Gefühl von Aufgehoben-sein, einem Getragen-sein von etwas, das nicht in Worte zu fassen ist.

Dabei ist die Stille der Weg wie auch das Ziel. Um diese zu erreichen, müssen Körper und Geist erst zur Ruhe kommen. Wer nicht damit vertraut ist, zu beten oder in die innere Versenkung zu gehen, für den kann es anfangs ungewohnt sein, sich einmal nicht von seinen alltagsbezogenen Gedanken ablenken zu lassen. Doch wer die Ruhe, die Stille und das Nichtstun für eine Weile aushält, wird anschließend eine klärende Wirkung auf Geist und Seele spüren, die noch lange anhält, wenn das Gebet längst vorbei ist.

Während man sich beim Gebet an ein Gegenüber wendet, ist bei der **Meditation** der Weg nach innen gerichtet. In Deutschland setzen viele Menschen zur Stressbewältigung und zur unterstützenden

Behandlung von psychosomatischen Erkrankungen auf die wohltuende Kraft der Meditation. Die positive Wirkung auf Puls und Atemfrequenz ist seit Jahrzehnten wissenschaftlich belegt. Einzug hielt die Meditation in den 1980er-Jahren als wirksamer Weg zur Heilung und Entspannung bei Stress, Ängsten und Schmerzen. Der Mediziner und Molekularbiologe Jon Kabat-Zinn kombinierte Meditation mit Yoga und bot dies in Form eines wissenschaftlich fundierten Programms in Kliniken zur Linderung von Stress, Ängsten und Schmerzen an. Inzwischen haben zahlreiche Studien gezeigt, dass die Achtsamkeitsbasierte Stressreduktion (Mindfulness-Based Stress Reduction – MBSR) nicht nur mehr Gelassenheit bringt und den Blutdruck signifikant senkt, sondern auch die Bildung von Antikörpern zur besseren Immunabwehr ankurbelt. Forscher an der University of California, Los Angeles, legten vor vier Jahren einen systematischen Überblick über die positiven Wirkungen der Achtsamkeitsmeditation (meist von einer Zeitdauer von rund acht Wochen) auf das Immunsystem vor; diese waren: Die Anzahl bestimmter T-Lymphozyten, die eine wichtige Rolle bei der Abwehr spielen, nimmt zu. Schädigende inflammatorische (entzündliche) Proteine nehmen ab. Die Alterung der Immunzellen wird verlangsamt, wodurch sich ihre Lebensdauer verlängert. Zudem konnte das Stresshormon Cortisol reduziert und die Herzfrequenz – und damit der Ruhepuls – gesenkt werden. Diese Verbesserungen stellen sich bereits nach wenigen Wochen Meditationspraxis von rund einer halben Stunde täglich ein.

Der entscheidende Faktor der Meditation bezüglich ihrer Wirkung auf das Immunsystem ist vor allem die Stressreduktion, was ich im nächsten Kapitel noch weiter ausführen möchte.

Wie Dr. Karlheinz Valtl von der Universität Wien ergänzt, kann Achtsamkeitsmeditation vor allem in Krisensituationen wie der aktuellen Corona-Pandemie, bei der viele Menschen einem hohen Maß an Bedrohung ausgesetzt sind (gesundheitlich und wirtschaftlich), dabei helfen, »Risiken realistisch einzuschätzen, Panik zu vermeiden und

Mitgefühl als treibenden Faktor von Solidarität zu mobilisieren«. Alles Faktoren, die sich ebenfalls positiv auf das Stress- und Immunsystem auswirken. Dr. Valtl schreibt weiter: »Die hier genannten Effekte sind nur ein Ausschnitt der Wirkungen von Achtsamkeitspraxis. Traditionell werden die Wirkungen auf die Bewusstseinsentwicklung (Stabilisierung des Geistes, Förderung von Konzentration, Gewahrsein/Präsenz, Einsicht und Weisheit) wesentlich höher bewertet. Wer den Effekt einer Verbesserung der Immunabwehr sucht, sollte sich daher auch auf weitere positive Effekte einstellen.«

Stress reduzieren, Ruhepausen einbauen
Wie eben beschrieben, kann Meditation nachweislich und auf breiter Basis physiologische Stressmarker reduzieren, was sich positiv auf die körpereigene Abwehr auswirkt. Wir haben eingangs bereits erfahren, dass Stress das Immunsystem aus dem Gleichgewicht bringt. Während bei akutem Stress die unspezifische Abwehr verstärkt wird und unser Körper sich darauf vorbereitet, mögliche Wunden oder andere körperliche Schäden schnell zu beheben, wofür die Anzahl und die Aktivität der Killerzellen steigen, sinkt sie bei Langzeitstress deutlich ab.

Langzeitstress (das heißt ein hoher Stresspegel über mehrere Monate oder länger) führt wiederum nach einem Anstieg des Cortisols dann zu einer Verringerung des Cortisolspiegels, was eine Umkehr im Immunsystem zur Folge hat: Ein Teil des Abwehrsystems wird überaktiv und kann chronische stille Entzündungen im Körper auslösen (mit Erkrankungen wie beispielsweise Arteriosklerose, rheumatoider Arthritis, Diabetes mellitus Typ 2 und beschleunigter Zellalterung als Folge).

Daher ist es wichtig, Stress langfristig zu minimieren oder gar nicht erst entstehen zu lassen. Mithilfe von Entspannungstechniken kann sowohl akuter Stress als auch eine Dysbalance im Immunsystem ausgeglichen werden.

Neben der Meditation gibt es weitere Techniken, die Körper und Seele zur Ruhe bringen, wie beispielsweise Yoga, Tai Chi, Autogenes Training oder die Progressive Muskelentspannung nach Jacobsen. Um eine förderliche Wirkung auf die Immunabwehr zu erzielen, sollte man sich mindestens eine halbe Stunde (wenn möglich mehr) pro Tag Zeit nehmen für diese Ruhepause. Übrigens, auch ein 20-minütiger Waldspaziergang (mindestens dreimal pro Woche) senkt das Stresshormon Cortisol. Wer einmal weniger Zeit hat, kann Atemübungen zwischendurch immer mal für ein paar Minuten in den Alltag integrieren.

Die 4-6-8-Atemübung für Entspannungspausen

Diese Atemübung hilft, akuten Stress abzubauen und aktiv zu entspannen. Setzen oder stellen Sie sich dazu aufrecht hin; die Schultern sind locker, eine Hand ruht auf dem Bauch. Nun atmen Sie nur durch die Nase in den Bauch, möglichst ohne dass sich der Brustkorb hebt. Ausatmen. Zählen Sie beim nächsten Einatmen in den Bauch bis vier, dann halten Sie die Luft an und zählen dabei bis sechs. Anschließend atmen Sie durch den Mund aus und zählen dabei bis acht. Die Übung mindestens fünf Mal wiederholen.

Zu den Zielen des 2000 Jahre alten **Yoga,** der eng mit der indischen Heilkunde des Ayurveda verbunden ist, gehört es, mithilfe einer Kombination aus Körperübungen (Asanas), tiefen Dehnungen und Atemtechniken (Pranayama) Körper, Geist und Seele in Einklang zu bringen. Die Entspannungsmethode hat sich vor allem bei Stress, Konzentrationsproblemen, Rückenleiden und Verspannungen als sehr effektiv erwiesen.

Die **Progressive Muskelentspannung,** begründet von dem amerikanischen Arzt und Psychophysiologen Prof. Edmund Jacobson, funktioniert nach dem Prinzip: Anspannen, Loslassen und anschließend der gerade erlebten Entspannung nachspüren. Nacheinander werden einzelne Körperpartien wie z. B. die Stirn, die Hände, Nacken- und Schulterpartie usw. jeweils fünf bis sieben Sekunden angespannt und anschließend abrupt wieder gelöst; dann spürt man der Lockerung eine Minute nach. Am Ende wird noch einmal der gesamte Körper mit allen Partien angespannt, gelockert und nachgespürt.

Das **Autogene Training** stammt ursprünglich aus der Selbsthypnose. Hier geht es darum, mit der Kraft der eigenen Gedanken den Körper auf Entspannung einzustellen. Bei einer gedanklichen Reise durch den Körper wird die Aufmerksamkeit durch Sätze wie »Mein rechter Arm wird schwer« oder »Meine Beine werden angenehm warm« auf einzelne Körperpartien gelenkt. Die jeweiligen Bereiche werden dadurch gelockert und besser durchblutet, die Atmung wird regelmäßiger und tiefer, die Nerven entspannen. Es empfiehlt sich, das Autogene Training zunächst unter fachlicher Anleitung zu erlernen. Ich erinnere mich noch sehr gut daran, als ich zum ersten Mal mit dem Autogenen Training in Kontakt kam. Ich war ungefähr zehn Jahre alt, und mein Vater erklärte mir, wie die Technik funktionierte, wie man einzelne Körperteile ins Bewusstsein holt und nach und nach entspannt. Ich legte mich also auf das Sofa im Wohnzimmer und probierte es sogleich aus. Mein Erstaunen war sehr groß damals, wie mein Körper darauf ansprach und wie sich Körperteile so unterschiedlich anfühlen konnten. Die Erfahrung der wohligen Entspannung, die sich breitmachte, war ein wichtiger Moment in meinem Leben und legte wahrscheinlich den Grundstein für mein Interesse an Yoga und anderen Techniken dieser Art.

Neben langfristiger Entspannung wirken diese Techniken auch positiv auf die Stimmung – und diese spielt laut Psychoneuroimmunologie ebenfalls eine wichtige Rolle für unsere Abwehrkräfte. Wer sich trotz Stress und Belastungen seinen Optimismus bewahrt, ist besser vor Infektionen der oberen Atemwege geschützt als ein Pessimist in gleicher Situation. Das zeigte 2009 eine Studie der Techniker Krankenkasse, des Universitätsklinikums Hamburg-Eppendorf und der Roehampton University in England. Fröhlichkeit, Optimismus – und sogar ein herzhaftes Lachen – können die Produktion von Immunzellen anregen. Daher ist neben Ruhe und Erholung auch ein intaktes soziales Leben, der Austausch mit anderen und das Pflegen von Freundschaften von immenser Bedeutung für die Balance des Immunsystems.

Ausreichend Schlaf schützt die Abwehr

Schlaf ist die beste Medizin, behauptet der Volksmund. Ausdrücke wie »Schlaf dich gesund« verdeutlichen, wie wichtig ein erholsamer Schlaf für die Gesundheit, aber auch für das Immunsystem ist. Während sich Muskeln und Geist im Schlaf entspannen, läuft die Abwehr auf Hochtouren. In der Nacht werden verstärkt immunaktive Stoffe ausgeschüttet – mit dem Ziel, Infektionen zu bekämpfen. Das ist auch der Grund dafür, warum Erkältungen, Grippe und andere Erkrankungen mit starker Müdigkeit einhergehen. Der zusätzliche Schlaf dient dazu, die natürlichen Killerzellen zu aktivieren und die Regeneration voranzutreiben. Wissenschaftler haben bereits herausgefunden, dass Immunzellen nach einer erholsamen Nacht besser auf Herausforderungen reagieren können. Laut einer aktuellen Studie sind 6 bis 8 Stunden Schlaf pro Nacht ideal. Wer zu wenig schläft oder an Schlafstörungen leidet, riskiert eine Schwächung des Immunsystems. Beträgt die Nachtruhe dauerhaft weniger als sieben Stunden, reduziere das die Immunabwehr gegen Tumorerkrankungen um 70 Prozent, so der Bremer Altersforscher Sven Voelpel. Wissenschaftler der Universität Tübingen und der Universität Lübeck haben in einer aktuellen Studie einen neuen Mechanismus nachgewiesen, über den Schlaf das Immunsystem fördert. Sie konnten zeigen, dass bereits nach drei Stunden ohne Schlaf die Funktion der T-Zellen beeinträchtigt war.

So schlafen Sie gut:
Wichtige Faktoren für eine erholsame Nachtruhe
- Ein flotter Spaziergang vor dem Schlafengehen um den Block ist besser als Joggen, weil beim Joggen Stoffe freigesetzt werden, die Sie wieder wach machen.
- Essen Sie abends nichts, was stark gesalzen, stark geräuchert, stark gewürzt oder besonders fett ist.
- Nehmen Sie abends nie Ginseng ein.
- Die ideale Temperatur im Schlafzimmer sollte zwischen 19 und 21 °C betragen.
- Wer vor dem Einschlafen an kalten Füßen leidet, sollte kurz vor dem Zubettgehen ein Fußbad von 36 auf 42 °C machen.
- Meiden Sie Schlaftabletten, trinken Sie lieber einen Schlummertee (siehe Rezept).

Schlummertee

Sie benötigen:
5 g Hopfen
20 g Melisse
20 g Krause Minze
20 g Angelikawurzel
10 g Lavendel
10 g Brombeerblätter
15 g Baldrianwurzel
(insgesamt 100 g)

Zubereitung:
Von dieser Mischung 3 Finger voll in einer großen Tasse mit 1/4 Liter kochendem Wasser überbrühen, zugedeckt 10 Minuten ziehen lassen, warm trinken.

Natürliche Schlafmittel aus der Küche

- Grüner Blattsalat. Er enthält Opiate, die einen ausgewogenen guten Schlaf fördern. Wenn Sie den Salat noch kurz anbraten, schmeckt er nicht nur interessant, sondern setzt diese Opiate noch in konzentrierter Form frei.
- Feldsalat als Baldriangewächs ist von Haus aus ein Beruhiger, am wirkungsvollsten ist er mit etwas kalt gepresstem Olivenöl.
- Alle B-Vitamine, vor allem Vitamin B_6, Pantothensäure, B_{12} und Folsäure, wirken beruhigend, dazu gehören Kalium und Kalzium – in passender Kombination in folgende Speisen enthalten:
  - Kartoffeln mit der Schale gebacken, dazu etwas Quark
  - eine Tomatensuppe mit Rahm und Kräutern
  - Vollkornbutterbrot oder auch ein Vollkornmüsli aus Weizenflocken mit ein paar Sonnenblumenkernen
- Die Avocado ist ebenfalls eine Abendfrucht, da sie Stoffe gegen Nervosität und Schlaflosigkeit enthält.
- Reich an Tryptophan und schlaffördernd sind Vollkornbutternudeln, Spaghetti mit Tomaten, Butter und Reibekäse, Vollreisrisotto mit Zwiebeln und ein paar Pilzen, Erbsen, Artischockenherzen usw., dazu immer eine große Schüssel grüner Salat.
- Besonders gegen Nervosität und als Anti-Stressmedizin aus der Küche gelten: Rote Bete, Stangensellerie, Erbsen, Tomaten und Datteln.

- Einen hohen Tryptophangehalt (Glückshormon) haben ferner: Hüttenkäse, Milch, Buttermilch, Hühnerbeinchen, magerer Rinderschinken, Nüsse, Getreide.
- Bananen weisen eine ganze Menge Inhaltsstoffe auf, die beruhigend wirken; auch Birnen beruhigen die Nerven.
- Hilfreich sind auch Diffuser mit ätherischem Lavendelöl.

STARKMACHER 6:
Soziale Kontakte und echte Freundschaft pflegen

Freundschaft ist eines der wichtigsten Grundelemente menschlichen Zusammenlebens und spendet so viel positive Lebens- und Immunenergie, dass sie kaum durch etwas anderes ersetzt werden kann – nur gibt es leider selten echte Freundschaft. Sie ist geprägt von: Achtsamkeit füreinander mit folgender echter Zuwendung, Verfügbarkeit, das heißt, sie ist jederzeit bereit zu praktischer und emotionaler Hilfestellung, Verlässlichkeit, Zärtlichkeit, Freude und Geborgenheit. Wahre Freunde können sich gegenseitig beflügeln.

Unser soziales Umfeld gibt uns vieles, was sich positiv auf die Psyche auswirkt. Wem es hingegen an Kontakt zu Familie und Freunden mangelt, der leidet häufig unter Einsamkeit und Verbitterung, was chronischen Stress verursachen kann. Und dieser Stress belastet auf Dauer das Immunsystem immens, wie ich im vorangehenden Kapitel beschrieben habe. Äußere Belastungen, virale und bakterielle Angriffe können dann schlechter abgewehrt werden. Im schlimmsten Fall lautet das Resultat: Wir werden krank – psychisch und körperlich.

Wie groß der Freundeskreis ist, spielt dabei keine Rolle. Es kann auch sein, dass sich ein Paar zu zweit gut fühlt. Es gibt also keine Faustregel, wie viele Bezugspersonen für ein gesundes soziales Umfeld nötig sind, denn viele Freundschaften füllen zwar die Zeit, aber wenn sie oberflächlich sind, nicht das soziale Bedürfnis. Entscheidend sei es, dass man nicht unfreiwillig allein ist – und sich in der Folge einsam fühlt. Dann steigt nicht nur die Unzufriedenheit, sondern auch das Risiko, krank zu werden, sagt Prof. Thomas Fydrich von der Humboldt-Universität in Berlin.

Sei es der Partner oder die Verwandten, das Wichtigste ist, dass die Harmonie stimmt. Denn eine Beziehung tut nur gut, wenn man sich versteht, und nicht, wenn man sich dauernd streitet.

STARKMACHER AUF GESELLSCHAFTLICHER EBENE

STARKMACHER 7: Medizin ohne Schadstoffe

Die schadfreie Medizin bedarf einer ganzheitlichen Heilkunst. Wir finden diese in althergebrachten, traditionellen Therapieanwendungen. Dazu zählen TCM (Traditionelle Chinesische Medizin), Ayurveda, Tibetische Medizin, Medizin nach Hildegard von Bingen, Heilpraktiker- und Naturheilkunde, denn die westliche Schulmedizin hat neben vielen guten leider auch ihre Schattenseiten.

Nebenwirkungen: Krank durch Medikamente
Medikamente sind praktisch. Sie bekämpfen schnell Symptome, lindern Schmerzen oder steigern das Wohlbefinden. Aber oft folgt der Medikamenteneinnahme eine gewisse Ernüchterung. Zum einen werden statt der Ursachen nur die Symptome behandelt, zum anderen treten oft unerwünschte Nebenwirkungen auf, die dann manchmal wiederum mit Medikamenten behandelt werden müssen. Denn eines ist klar: Der Satz »Keine Wirksamkeit ohne Nebenwirkungen« gilt immer.

Wer gleich mehrere Medikamente gleichzeitig einnehmen muss, setzt sich dem großen Risiko aus, sogenannte Wechselwirkungen zu erleben. Verschiedene Medikamente können sich gegenseitig verstärken, aufheben oder auch zu völlig unerwarteten und dann oft auch ziemlich ungesunden Wirkungen führen. Die Einnahme mehrerer

Medikamente ist gerade bei älteren Menschen oft die Regel. Sie leiden gleich an mehreren chronischen Erkrankungen, wie z. B. Diabetes, Bluthochdruck, Herzschwäche, Osteoporose oder auch an den Folgen eines Schlaganfalls.

Doch nicht nur ältere Menschen sind davon betroffen. 2019 nahmen rund 23 Prozent aller erwachsenen Bundesbürger (ca. 15 Millionen) dauerhaft drei oder mehr Medikamente ein. Die Hälfte der Deutschen nimmt dauerhaft zumindest ein Medikament ein. Sieht man sich nur einmal die Liste der in Deutschland meistverkauften Arzneimittel an, fällt auf, dass sie in folgende fünf Gruppen fallen:

» Schmerzmittel wie Ibuprofen oder Diclofenac
» Schilddrüsenmittel wie Levothyroxin
» Mittel gegen Bluthochdruck wie der ACE-Hemmer Ramipril und die Beta-Blocker Metoprolol und Bisoprolol
» Mittel zur Cholesterinsenkung wie Simvastatin
» Magenschutzmittel wie Pantaprozol und Omeprazol

Die meistverschriebenen Mittel

Platz 1: Ibuprofen
Verordnungen: 19,3 Millionen I Umsatz: 217,7 Millionen Euro
Ibuprofen stört die Bildung von Botenstoffen, die Schmerz- und Entzündungsreize im Körper vermitteln. So senkt Ibuprofen Fieber und stoppt Schmerzen und Entzündungen.

Platz 2: Levothyroxin-Natrium
Verordnungen: 16,7 Millionen I Umsatz: 243 Millionen Euro
Eigentlich sollte der Körper das Hormon Thyroxin selbstständig produzieren. Es ist essenziell für den gesamten Energiestoffwechsel. Im Jodmangelgebiet Deutschland kommt es aber oft vor, dass die Schilddrüse nicht ausreichend Hormone ausschüttet.

Platz 3: Metoprolol
Verordnungen: 15,9 Millionen I Umsatz: 261,8 Millionen Euro
Metoprolol wird als sogenannter Betablocker vor allem bei Herz-Kreislauf-Erkrankungen verschrieben. Der Wirkstoff senkt den Puls, den Blutdruck und letztlich auch den Sauerstoffverbrauch am Herzmuskel.

Platz 4: Diclofenac
Verordnungen: 14,3 Millionen I Umsatz: 176,5 Millionen Euro
Diclofenac hilft gut gegen Schmerzen und Entzündungen, also etwa Zerrungen, Prellungen oder Arthritis. Sowohl Ibuprofen als auch Diclofenac können zu einer chronischen Magenschleimhautentzündung führen.

Platz 5: Ramipril und Simvastatin
Ramipril-Verordnungen:
13,9 Millionen I Umsatz: 190,7 Millionen Euro
Simvastatin-Verordnungen:
13,9 Millionen I Umsatz: 340,3 Millionen Euro
Ramipril ist ein ACE-Hemmer, also ein Arzneimittel, das insbesondere zur Therapie bei Bluthochdruck und zur Herzinfarktvorbeugung eingesetzt wird. Es gibt Hinweise darauf, dass das Risiko für Leukämie durch Ramipril ansteigt.
Simvastatin soll den Cholesterinspiegel senken. Das Medikament wird daher oft auch bei Angina Pectoris verschrieben.

Platz 6: Metamizol-Natrium
Verordnungen: 13,3 Millionen I Umsatz: 180 Millionen Euro
Die Wirkungsweise des Schmerzmittels Metamizol ist noch nicht vollständig geklärt. Mediziner vermuten eine zentrale Wirkung am

Thalamus, der Schmerzzentrale des Gehirns. Vielleicht wirkt es auch deshalb so stark.

Platz 7: Omeprazol
Verordnungen: 12,6 Millionen I Umsatz: 458,9 Millionen Euro
Nicht nur der häufige Gebrauch von Schmerzmitteln, sondern auch Stress, Alkohol und die Infektion mit dem Magenbakterium *Helicobacter pylori* führen dazu, dass Magengeschwüre inzwischen zur Volkskrankheit geworden sind. Entsprechend häufig kommen Magenschutzmittel wie Omeprazol zum Einsatz. Das Medikament hemmt die Bildung von Säure und erhöht so den pH-Wert im Magen. Zugleich führt es jedoch zu einer überschießenden Immunantwort.

Platz 8: Bisoprolol
Verordnungen: 12,2 Millionen I Umsatz: 169,3 Millionen Euro
Bisoprolol wirkt wie Metoprolol vor allem auf die Betarezeptoren am Herzen und senkt den Blutdruck. Allerdings gibt es Betarezeptoren überall im Körper. Wenn durch das Medikament jene in der Lunge gehemmt werden, ziehen sich die Bronchien zusammen. Das kann gefährlich werden.

Platz 9: Pantoprazol
Verordnungen: 12,1 Millionen I Umsatz: 352,6 Millionen Euro
Pantoprazol wirkt an derselben Stelle wie Omeprazol: Beide hemmen die Protonenpumpe. Das Enzym sitzt in der Wand von Magenschleimhautzellen und produziert Säure für den Mageninnenraum. Produzieren sie zu viel davon, können Entzündungen und Geschwüre entstehen.

Quelle: Die Welt 2019

Schädliche Wechsel- und Nebenwirkungen

All diese Medikamente haben allein schon umfangreiche Nebenwirkungen, was oftmals den Weg zu einer Mehrfachmedikation ebnet. Wie schädlich Mittel wirklich sind, könnte auch eine individuelle Frage sein. Wir unterscheiden uns nach unserem Gewicht, dem Umfang unserer Fettpolster, unserem Trainingszustand, Geschlecht und in vielen anderen Punkten. Und natürlich ist die Zusammensetzung des Mikrobioms von Mensch zu Mensch unterschiedlich. Alle genannten Aspekte, in denen sich Menschen unterscheiden, haben einen Einfluss darauf, ob und wie Medikamente im konkreten Einzelfall wirken. Eine Empfehlung bleibt aber für alle Gruppen gleich – es ist besser, so weit wie möglich auf Medikamente verzichten, sie vor allem nicht dauerhaft einzunehmen. Sehen wir uns kurz die wichtigsten Nebenwirkungen einmal an.

Nebenwirkung Bluthochdruck

Bluthochdruck ist eine häufig zu beobachtende Nebenwirkung von Medikamenten, bei vielen Schmerzmitteln wird als mögliche Nebenwirkung ein Ansteigen des Blutdrucks angegeben. Dies gilt auch für frei verkäufliche Präparate wie Acetylsalicylsäure (ASS) oder Ibuprofen, die in der Erkältungszeit gegen Schmerzen und Fieber eingesetzt werden. Corticosteroide, also Cortison-haltige Medikamente, können ebenfalls Bluthochdruck verursachen.

Nebenwirkungen von Blutdruckmitteln

Bluthochdruck gilt als Volkskrankheit. Dazu hat sicherlich der westlich-geprägte Lebensstil beigetragen, aber auch die Tatsache, dass die Normalwerte immer enger gezogenen wurden. Jeder vierte Deutsche soll bereits davon betroffen sein. Die vielfach verschriebenen Blutdruckmittel haben auch eine Reihe von Nebenwirkungen: Dazu gehören Benommenheit, Schwindel, chronische Müdigkeit, Kopfschmerzen, Herzrhythmusstörungen, Impotenz, Konzentrationsstörungen bis hin zu Depressionen und Demenz. ACE-Hemmer gelten als Blutdrucksenker der ersten Wahl. Über vier Milliarden Tagesdosen dieser Mittel werden jährlich verschrieben. Dabei können sie heftige Immunreaktionen und Lichtempfindlichkeiten auslösen, angeblich auch Leukämien.

Nebenwirkung Magengeschwür
Viele Menschen mit Arthrose oder Rheuma nehmen regelmäßig Medikamente aus der nicht-steroidalen Wirkgruppe ein, um Schmerzen oder Entzündungen der Gelenke zu lindern. Dazu gehören beispielsweise Acetylsalicylsäure (ASS), Ibuprofen, Diclofenac und Naproxen. Ein Nachteil dieser Medikamente: Wenn sie über mehrere Wochen oder Monate eingenommen werden, führen sie häufig zu Magen-Darm-Problemen. Mit der Zeit können sich Magengeschwüre bilden, manchmal entstehen auch im Zwölffingerdarm Geschwüre. Kein Wunder also, dass in der Top-Ten-Liste der Verschreibungen auch Mittel gegen Magenschutzmittel auftauchen.

Nebenwirkung Leberschäden
In der *Pharmazeutischen Zeitung* war bereits im Jahre 2009 zu lesen: »Leichte Schädigungen der Leber durch Medikamente sind häufiger, als man denkt.« Da jedes eingenommene Medikament zuerst die Leber passiert, bevor es in den Blutkreislauf gelangt, ist diese Häufigkeit auftretender Leberprobleme kaum ein Grund zur Verwunderung. In Wirklichkeit ist es sogar so, dass von Arzneimitteln verursachte Leberschäden – so die *Pharmazeutische Zeitung* – einen der häufigsten Gründe für akutes Leberversagen darstellten. Das Schmerzmittel Paracetamol, das bei Kopf-, Zahn-, Regel- und rheumatischen Gelenkschmerzen verordnet wird, sei dabei für zwei Drittel der Fälle mit akutem Leberversagen verantwortlich. Für das übrige Drittel sind Antibiotika, nichtsteroidale Mittel gegen rheumatische Beschwerden, Cholesterinsenker (Statine), Arzneimittel

gegen Epilepsie sowie Schmerzmittel und Präparate gegen Entzündungen zuständig.

Nebenwirkung Nierenschäden

Auch die Nieren sind am Entgiftungsgeschehen des Körpers beteiligt. Daher leiden diese Organe ebenfalls unter einer regelmäßigen Medikamenteneinnahme. Nierenschäden können beispielsweise von etlichen chemotherapeutischen Präparaten, von Antibiotika und Medikamenten gegen Bluthochdruck verursacht werden. Auch Diclofenac, das beliebte und stark wirksame Medikament gegen Schmerzen und Entzündungen, kann zu Nierenschäden führen. Diclofenac vermindert die Blutversorgung der Nieren, was besonders bei vorgeschädigten Nieren problematisch werden könnte.

Schädliche Effekte auf die Darmflora und das Immunsystem

Forscher wissen schon länger, dass Antibiotika die Darmflora empfindlich stören können. In letzter Zeit mehren sich zudem die Hinweise darauf, dass möglicherweise auch andere Medikamente den Bakterien in unserem Darm schaden. Wissenschaftler analysierten dazu die Wirkung von etwa 1000 auf dem Markt erhältlichen Arzneimitteln.

Das Ergebnis: Rund jedes vierte der getesteten Mittel hemmte mindestens eine Spezies von Darmbakterien. Der negative Effekt betraf dabei Mittel aus allen therapeutischen Klassen – vom Entzündungshemmer bis zum Antipsychotikum.

Darüber hinaus zeigte sich: Bakterien, die immun gegenüber Antibiotika waren, waren es oft auch gegen andere Mittel – und umgekehrt. Das heißt: Auch die Einnahme von Nicht-Antibiotika kann womöglich zu einer Antibiotikaresistenz beitragen.

Diese vielfältigen Nebenwirkungen und die weitgehend ungeklärten Auswirkungen auf das Immunsystem sollten also zu Vorsicht beim Einsatz von Medikamenten mahnen. So lassen sich Fieber und Erkältungskrankheiten gut durch die Anwendung naturheilkundlicher Mittel begleiten. Eine Veränderung der Ernährungsgewohnheiten oder mehr Bewegung können durchaus einen positiven Einfluss auf den Blutdruck haben.

Im Folgenden stelle ich Ihnen mögliche schadfreie Alternativen vor:

Schmerzen des Bewegungsapparates

» Alternativen zu Schmerzmitteln und Cortison, vor allem bei Schmerzen des Bewegungsapparates wie Verstauchungen und Verrenkungen, Prellungen, Blut- und Gelenkergüssen, Sehnenscheiden- und Schleimbeutelentzündungen sowie Arthrosen sind homöopathische Komplexpräparate aus pflanzlichen und mineralischen Bestandteilen (z. B. das Komplexpräparat Traumeel oder der Wirkstoff Symphytum, die altbekannte Arnika).

» Weitere schmerzstillende Therapien sind Akupunktur, NSM-Neurostimulation, bei der feine Sonden – vergleichbar mit Akupunkturnadeln – an das erkrankte Gewebe platziert werden und eine entzündungshemmende Reaktion herbeiführen, Injektion von Hyaluronsäure zur Verbesserung der Knorpeleigenschaften oder die Stoßwellentherapie, bei der mittels Schallwellen die Durchblutung und der Stoffwechselprozess gefördert werden, sodass Regeneration auch in tieferliegenden Gewebestrukturen stattfinden kann.

» Regenerationsfaktoren aus dem eigenen Blut kommen besonders im sportmedizinischen Bereich immer häufiger zur Anwendung. Dafür wird dem Patienten Blut entnommen und im Labor zentrifugiert. Rund 20 Minuten später wird dem Patienten sein eigenes Plasma mit den darin enthaltenen Regenerationsfaktoren reinjiziert.

» Sehr wirkungsvoll ist die Neuraltherapie, bei der Injektionen mit einprozentigem Procain an schmerzhafte Stellen, Triggerpunkte oder auch Entzündungen gesetzt werden. Die schmerzstillende, durchblutungsfördernde und das vegetative Nervensystem entspannende Wirkung setzt somit auf verschiedenen Ebenen an und zeigt große Erfolge.

» Als eine sehr einfache, aber wirkungsvolle Methode gelten ätherische Öle, die man äußerlich mit einem Trägeröl oder eingearbeitet in Salben oder Cremes auftragen kann. Schmerzstillende Eigenschaften besitzen zum Beispiel Öle wie Wintergreen, Copaiba, Weihrauch oder Pfefferminze.

Hoher Blutdruck

» Die ayurvedische Medizin hat einige sehr wirkungsvolle Kombinationspräparate zur Verfügung, die ähnlich wie schulmedizinische Medikamente blutdrucksenkend wirken. Oft lassen sich hier herkömmliche Medikamente absetzen.

» Mit ausreichend Bewegung kann man sehr viel verändern – vor allem Ausdauersportarten wie Schwimmen, Walken, Joggen, Skilanglauf oder Wandern haben einen äußerst positiven Effekt auf das Herz-Kreislauf-System und regulieren den Blutdruck. Zudem hilft regelmäßige Bewegung, das Gewicht zu reduzieren – denn Übergewicht ist eine der häufigsten Ursachen für einen hohen Blutdruck.

» Regelmäßiges Saunieren trägt ebenfalls zur Verbesserung der Blutdruckwerte bei, denn durch das Schwitzen weiten sich die Arterien. Der Blutdruck sinkt, das Herz wird besser mit Sauerstoff und Nährstoffen versorgt, und der Herzmuskel wird entlastet.

» Die Deutsche Hochdruckliga empfiehlt die Hydrotherapie. Mithilfe Kneippscher Wassergüsse lässt sich der Blutdruck bei regelmäßiger Anwendung langfristig regulieren.

» Vor allem Blutspenden hat einen positiven Effekt: Untersuchungen haben gezeigt, dass regelmäßiges Blutspenden den Blutdruck deutlich senken kann. Bei Patienten, die viermal im Jahr zum

Blutspenden gingen, konnte der systolische Wert von durchschnittlich 160 auf 144 und der diastolische von durchschnittlich 91 auf 84 gesenkt werden.
- » Auch die Ernährung hat einen entscheidenden Einfluss:
  - Auf Salz sollte man weitgehend verzichten.
  - Fertigprodukte, Konserven, Wurst und Schinken enthalten viel Natriumchlorid (Salz, Kochsalz), das erhöht den Druck in den Blutgefäßen. Deshalb sollten industriell hergestellte Nahrungsmittel, wenn überhaupt, nur in Maßen genossen werden.
  - Knoblauch kann insbesondere den diastolischen Blutdruck senken, da er Wirkstoffe enthält, die der Körper in den blutverdünnenden Botenstoff Schwefelwasserstoff umwandelt.
  - Tee aus den Blüten des Hibiskus kann den systolischen und den diastolischen Blutdruck senken.
  - Omega-3-Fettsäuren weiten die Blutgefäße und wirken so blutdrucksenkend. Sie sind in Leinsamen, Leinöl und Fischöl enthalten und werden in Kapselform angeboten.
  - Mehrere Studien legen nahe, dass Vitamin D auch beim Senken von Bluthochdruck eine Rolle spielen kann. Das Vitamin ist beispielsweise in fettem Fisch, Pilzen sowie Eiern enthalten und kann als Kapsel oder Tablette eingenommen werden.
- » Es lohnt sich zudem, auf die Suche nach Ursachen zu gehen. Nicht selten sind bestimmte Auslösefaktoren für einen erhöhten Blutdruck verantwortlich, auch Nahrungsmittelunverträglichkeiten oder die Unverträglichkeit bestimmter Alkoholika können hierbei eine Rolle spielen.
- » Fallbeispiel: Ein 45-jähriger Patient litt seit einigen Jahren unter hohem Blutdruck mit unregelmäßigen Blutdruckspitzen. Die Beschwerden zeigten sich bereits schon in bei Belastung auftretenden Herzschmerzen. Nach Abklärung beim Kardiologen und Ausschluss verschiedener Ursachen blieb nur das Verschreiben von schulmedizinischen Medikamenten. Die Lebenspartnerin je-

doch bemerkte irgendwann, dass der Patient nach Genuss von Rotwein eine Art Schlafapnoe entwickelte, und die in der Tat nur an den Tagen, an denen er Rotwein getrunken hatte. Nachdem der Patient den Rotwein vollkommen aus seinem Ernährungsplan gestrichen hatte, verschwanden die Beschwerden, und der Blutdruck normalisierte sich. Auch die Medikamente konnten abgesetzt werden.

Hoher Cholesterinspiegel

» Um Cholesterin zu senken, steht natürlich an erster Stelle die Einhaltung einer Diät. Es empfiehlt sich, eine Diätberatung in Anspruch zu nehmen und die Ernährung dauerhaft umzustellen.

» Ein weiterer Schritt, um erhöhte Cholesterinwerte zu senken, ist die Sanierung und Entgiftung der Leber, die maßgeblich am Fettstoffwechsel beteiligt ist. Die Leber ist in der heutigen Zeit ein sehr belastetes Organ, doch oft spürt der Betroffene lange Zeit nichts. In der Naturheilkunde wurde der Satz geprägt: »Der Schmerz der Leber ist die Müdigkeit.« Dies bedeutet, dass das erste Anzeichen eines Leberleidens nicht Schmerzen, sondern ständige Müdigkeit ist. Daher ist eine Leberentgiftung zweimal im Jahr sehr wirkungsvoll.

» Durch eine Fasten- oder Entlastungskur kann der Leberstoffwechsel verbessert werden. Natürlich sollte in dieser Zeit Alkohol komplett vermieden werden. Zur Unterstützung der Entgiftung eignen sich Präparate mit natürlichen Bitterstoffen wie die Mariendistel. Eine basische Ernährung und Anwendungen wie etwa Basenbäder erleichtern das Abtransportieren von Giftstoffen aus dem Körper.

» Leberwickel und äußere Anwendungen verbessern die Durchblutung im Lebersegment.

» Als weiteren sehr wirkungsvollen Cholesterinsenker hat man in den letzten Jahren den fermentierten roten Reis ausfindig machen können. Jedoch sollte die Einnahme unter ärztlicher Kontrolle stattfinden, da es ein sehr potentes naturheilkundliches Medikament ist.

Schilddrüsenüberfunktion und Schilddrüsenunterfunktion

» Die Schilddrüse ist in den letzten Jahren stärker in den Fokus gerückt, und man hat damit begonnen, Normwerte zu hinterfragen. Bei Problemen mit der Schilddrüse sehe ich den ersten Schritt in der Supplementierung aller wichtigen Nährstoffe, die die Schilddrüse braucht. Das sind in der Regel Selen, Jod (Vorsicht bei der Überfunktion!), Eisen, L-Tyrosin, Vitamin B_6.

» Bei einer **Schilddrüsenunterfunktion** bieten verschiedene spagyrische Präparate sehr gute Hilfe (z. B. von Soluna). Auch die Neuraltherapie kann bei hormonellen Ungleichgewichten mit Injektionen mittels Procain direkt an die Schilddrüse hervorragende Ergebnisse erzielen. (Nicht zu vergessen ist hierbei die Achse zu anderen Drüsen, bei der Frau zum Beispiel die Eierstöcke).

» Bei der **Schilddrüsenüberfunktion** haben sich häufig Eigenbluttherapieverfahren und Verfahren, die regulativ wirken, wie die Neuraltherapie oder die Akupunktur, sowie auch ausleitende Verfahren bewährt. Dennoch ist die Überfunktion ursächlich meist nicht so leicht zu behandeln wie die Unterfunktion, und es muss auf schulmedizinische Medikamente zurückgegriffen werden. Jedoch kann symptomatisch mit der Naturheilkunde einiges an Beschwerden gelindert werden. Homöopathische Komplexpräparate wie Dystologes, Neurexan oder auch andere helfen hier gut.

» Bei Problemen mit der Schilddrüse lohnt sich immer der Versuch einer glutenfreien Diät. Auch wenn eine Unverträglichkeit in Tests nicht nachgewiesen wurde, konnte in der Praxis hier häufig Besserung erzielt werden.

» Zu guter Letzt: Die Schilddrüse liegt im Halsbereich. Wer die psychosomatischen Aspekte beleuchten will, sollte sich fragen, ob unausgesprochene Ängste, Stress, Anspannung, geringe Wertschätzung von anderen, eine zu hohe Anforderung an sich selbst oder das Zurückstellen eigener Bedürfnisse einen zu großen Druck auf den Hals ausüben. Oder ob es etwas gibt, das man sich nicht zu sagen traut, sodass einem quasi »die Worte im Hals stecken bleiben«. Die Schilddrüse als »Temperamentsdrüse« braucht den Ausdruck, das Sich-Zeigen, das Sprechen. Hilfreich sind hier positive Sätze und Affirmationen, die Kraft und Selbstvertrauen geben.

Sodbrennen oder Übersäuerung des Magens
» Jeder Mensch leidet im Laufe seines Lebens an Sodbrennen oder Übersäuerung. Verantwortlich dafür ist häufig zu fettes, zu süßes oder zu schweres Essen, aber auch übermäßiger Alkoholgenuss, Nikotin oder Stress kommt als Auslöser infrage. Doch was vielen nicht bewusst ist: Oft ist nicht ein Überschuss an Magensäure der Auslöser, sondern ein Mangel. Vor allem mit zunehmendem Alter produziert der Magen immer weniger Säure. Dass saure Aufstoßen bei Sodbrennen kommt meist dadurch zustande, dass der untere Speiseröhrenverschluss zu schlaff ist, um das Zurückfließen des Mageninhalts in die Speiseröhre zu verhindern. Diese Erschlaffung kann altersbedingt sein, aber auch ein Mangel an Magensäure kann dazu führen. In diesem Fall Säureblocker zu verschreiben wäre der falsche Weg. Vor allem mit einer sofortigen Ernährungsumstellung lässt sich viel erreichen, um die Magensäure zu regulieren und die Verdauung zu unterstützen.
» Eine Schleimhaut-schützende Kombination aus Leinsamen und Alginat (ein aus Braunalgen gewonnener Mehrfachzucker) legt sich schützend über die Magenwände und reguliert die Säure auf natürlichem Weg.
» Stark basischer Kartoffelsaft ist ebenfalls in der Lage, Säure zu binden; er schützt die Schleimhaut und wirkt beruhigend.

» Das Schüßler-Salz Nr. 9 (Natrium phosphoricum D6) hat sich bewährt, aufsteigende Säure zu neutralisieren.
» Zudem wirken Kamillenblüten und Fenchelsamen entzündungshemmend und beruhigend.
» Um ein schweres Essen leichter verdaulich zu machen, sollte man seine Speisen mit bitteren Kräutern wie Beifuß, Majoran, Oregano, Salbei oder Pomeranze würzen. Um nach dem Essen die Verdauung anzuregen, hilft ein bittersüßer Kräutertee mit Anis, Fenchel und Kümmel.
» Eine einfache Methode ist das Trinken von Heilerde, die in Wasser aufgelöst wurde. Sie legt sich wie ein schützender Film auf die Schleimhaut.
» Ich bin ein großer Fan der segmentalen Therapie und finde die einfache Anwendung einer Wärmflasche oft am besten; sie wird häufig vergessen, da sie als banal gilt. Jedoch wird durch die Wärme das Nervensystem entspannt und die Durchblutung im Bauchbereich gefördert.
» Kommt die Magenentzündung oder Säurebildung vom Stress, ist die Anwendung von ätherischem Lavendelöl wirkungsvoll. Hierfür ein bis zwei Tropfen auf die Brust geben und den Duft einatmen.
» In meiner Praxis wende ich vorzugsweise die Neuraltherapie an, die schnell und effektiv im Magenbereich Erleichterung verschafft. Hierfür wird eine kleine Menge Procain an bestimmte Punkte im Magen-/Bauchbereich injiziert. Die angenehme Entspannung spürt man meist sofort.
» Um den Magen wieder zu tonisieren, helfen Bitterstoffe. Auch hier hat die Spagyrik einige sehr wohlschmeckende Tinkturen im Sortiment. Ich denke dabei an eines meiner Lieblingsmittel, das besonders für ältere Menschen auch ein Aufbautonikum ist: das Aquavit, heute Solunat Nr. 2.

Einfach, aber wirkungsvoll: Schwarzkümmelöl

Schwarzkümmelöl kann vielfältig eingesetzt werden, beispielsweise zur Stärkung des Immunsystems bei Erkältungen, Asthma und allen Lungenerkrankungen, Magen-Darm-Problemen, Allergien und Neurodermitis.

Anwendung: Nehmen Sie täglich dreimal zwei Schwarzkümmelkapseln ein. Außerdem ein kleines Gläschen flüssiges Schwarzkümmelöl oder Schwarzkümmelsamen in eine Schüssel mit einem Liter heißem Wasser geben und zweimal am Tag je zehn Minuten damit inhalieren. Diese zusätzliche Maßnahme regt über die Lunge das körpereigene Abwehrsystem an.
Liegt eine chronische Erkrankung oder ein Entzündungsherd vor (z. B. ein verlagerter Weisheitszahn), die zu einer Blockade des Immunsystems führen, sollte man nach Erkennen der Ursache und deren Behandlung oder Behebung weiterhin ca. ein halbes Jahr die Schwarzkümmelöldosis einnehmen, damit sich das Immunsystem wieder ganz erholen kann.

Mein Geheimrezept:
Einen Teelöffel Schwarzkümmelöl mit einem Teelöffel Honig in einer Tasse gut vermischen. Eine halbe Zitrone auspressen und dazugeben. Das Ganze mit lauwarmem Wasser aufgießen und als Tee genießen.

Erkältungskrankheiten und Herbstgrippe natürlich behandeln

Nimmt im Herbst die UV-Intensität wieder deutlich ab, birgt diese trübe und dunkle Zeit besondere Gefahren für Erkältungskrankheiten und grippale Infekte. Ich möchte Ihnen spezielle Behandlungskonzepte präventiv wie auch im Falle der Erkrankung vorstellen, die ich in meiner Praxis anwende.

1. Große Ozon-Eigenblutinfusionen. Hierbei wird dem Patienten Blut entnommen, mit Ozon angereichert und wieder in den Körper zurückinjiziert. Ozon hat eine keimtötende Wirkung und steigert die Abwehrfunktion (siehe auch Seite 195f.).
2. Hochdosis Vitamin C. Hier werden bis zu 15 g Vitamin C per Infusion gegeben.
3. Zusätzlich zum Vitamin C kommen bei Bedarf Magnesium, Kalzium, Zink, B-Vitamine und Folsäure hinzu.
4. Pflanzliche bzw. homöopathische Komplexmittel, die vor allem in der Frühphase die Abwehr stärken, antivirale Eigenschaften besitzen (wie z. B. Engystol, Grippeel, Toxiloges, Mucosa comp., Echinacea) oder durch Aktivierung des Lymphsystems die Ausleitung von Schadstoffen anregen (z.b. Lymphomyosot).
5. Eigenbluttherapie. Hierbei wird Blut entnommen und dem Patienten entweder angereichert mit einem Medikament oder solitär wieder in den Muskel reinjiziert.
6. Neuraltherapie nach Huneke. Unterstützend kann hier sehr gut das Lungensegment behandelt werden, um die Durchblutung zu fördern und über den Haut-Organreflex Einfluss auf das Organ zu nehmen. Husten wird gelindert, der Auswurf gefördert, der Schleim besser gelöst, Luftnot wird gemildert (siehe auch Seite 197ff.).
7. Injektionen mit Wirkstoffen aus den wichtigsten Erregern von Atemwegserkrankungen (z. B. Ribomunyl, Bronchovaxom, Luivac), welche die Körperabwehr gegen Infektionen stärken.
8. Auch bei Atemwegserkrankungen und grippalen Infekten ist Schwarzkümmelöl hilfreich, vor allem prophylaktisch zu Beginn der Herbstzeit.
9. Zur Unterstützung und Linderung der Beschwerden haben sich Hustensäfte oder Tees mit Spitzwegerich bewährt, Tabletten oder

Säfte mit Pelargonienwurzel-Extrakt (vor allem bei Bronchitis), Mittel mit Echinacea (Sonnenhut) zur Stärkung der Abwehr und pflanzliche Schleimlöser aus Eukalyptus- und Myrtenöl sowie Komplexmittel aus Wildem Indigo, Wasserdost, Brechwurz und Eisenhut gegen Begleiterscheinungen wie Halsweh, Husten, Schnupfen und Fieber.

10. Ätherische Öle, im Diffuser und auch auf der Haut angewendet, können im Kampf gegen Viren und Bakterien eine starke Unterstützung bieten. Hier kommen Nelke, Oregano, Teebaum, Orange, Zitrone, Rosmarin oder Thymian zur Anwendung.

11. Vertrauen in den eigenen Körper und die Selbstheilungskräfte. Ein ganz wichtiger Punkt, wenn man gerade krank ist, denn während dieser Zeit fällt einem die Vorstellung, wieder gesund zu werden, meist schwer. Man fühlt sich miserabel und hat oft auch Angst. Ruhe, Geduld, viel Trinken und Vertrauen in die Heilkräfte des eigenen Immunsystems, das im Hintergrund den entscheidenden Kampf bestreitet, sind jetzt von großer Bedeutung. Es kommt der Punkt, an dem die eigenen Truppen den Kampf für sich entscheiden können – und dann geht es einem wie von selbst plötzlich besser.

Ernährung

» Achten Sie im Herbst und Winter besonders auf eine an Vitaminen und Spurenelementen reiche, jedoch leichte Kost.

» Im Falle einer sich andeutenden Erkältung sollten Sie vermehrt auf basische Kost umstellen und täglich etwa einen Liter Basenbrühe zusätzlich über den Tag verteilt trinken. So können Entzündungskomplexe keinen Schaden verursachen und werden neutralisiert.

» Eine fischreiche Ernährung wirkt mit ihren antientzündlichen Omega-3-Fettsäuren gegen die Infektion. Natürliche Antibiotika wie Meerrettich, Zwiebel, Knoblauch und Chili wirkten keimtötend. Trinken Sie ausreichend Thymiantee, der ebenfalls antiviral und antibakteriell wirkt.

» Und: Jeden Tag einen selbstgemachten Schwarzkümmeltee (siehe Geheimrezept) trinken – das stärkt auf allen Ebenen.

STARKMACHER 8: Ein neues Schulsystem aufbauen

Ein gesundes Immunsystem ist, wie Sie bereits erfahren haben, von gesunder Ernährung, ausreichend natürlicher Bewegung und einer stabilen psychischen Verfassung abhängig. Alle diese Faktoren lassen sich schon von früh auf lernen. Das Einüben und Trainieren eines gesundheitsfördernden Lebensstils beginnt also bereits in der Schule, eigentlich schon im Kindergarten. Um das aber leisten zu können, muss unser Bildungssystem grundlegend reformiert werden. Gefragt sind nicht mehr Wettbewerb und Anhäufung von Wissen, sondern Kreativität und Kultur, Bewegung, Gymnastik und Sport, aber auch Religion und Gemeinschaftsgeist.

Ein Gehirn benötigt zum erfolgreichen Lernen den ganzen Körper. Alle Schülerinnen und Schüler müssen »sich ausreichend bewegen«, »alles hören«, »gut sehen« und »richtig atmen« können. Das klingt nach einer Selbstverständlichkeit, aber genau diese Minimalvoraussetzungen wurden in der Vergangenheit nicht erfüllt: Unzureichende Lichtverhältnisse, schlechte Luft, überheizte Räume, Enge im Unterrichtsraum, eine katastrophale Akustik und mangelhafte sanitäre Verhältnisse. Lehrer und Schüler hatten sich daran gewöhnt, dies so hinzunehmen, wie man schlechtes Wetter akzeptiert – als etwas Unveränderliches. Diese Faktoren aber gehören zu den vermeidbaren Stressoren, die das Leben der Schüler und den Lernerfolg beeinträchtigen. Es muss eine Entwicklung geben – weg von ungesunden Räumen hin zu mehr Licht und großen Bewegungsflächen. Vorrang muss die körperliche Gesundheit haben, direkt daran an schließt sich die Forderung nach mehr Licht und besserer Lüftung, und vor allem sollte ausreichend Bewegungsfläche innen und außen zur Verfügung stehen.

Mit einem hellen und gut belüfteten Klassenzimmer allein ist es natürlich noch nicht getan. Aktuelle Gesundheitsstudien bei Kindern und Jugendlichen zeichnen ein beunruhigendes Bild über massive Defizite, was gesunde Ernährung und ausreichend Bewegung betrifft. Schulen sollten »gesunde« Orte zum Aufwachsen sein: Gegengewichte zu Bewegungsmangel und unausgewogener Ernährung mit abwechslungsreichen Ausgleichsmöglichkeiten zum Stillsitzen. Manche Schulen versuchen dies, indem sie mindestens eine Stunde Sport pro Tag ansetzen. Andere integrieren Bewegung in den Unterricht. Allerdings sollte der Raum für Bewegung nicht auf Turnhalle und Sportplatz begrenzt sein. Dafür sind Bewegungsflächen in der Nähe der Unterrichtsräume notwendig. Ideal wäre natürlich, wenn alle Unterrichtsräume unmittelbar an Außenflächen angebunden sein könnten – wenigstens als Balkon oder Terrasse, ausgestattet mit vielfältigen Bewegungsanregungen (Klettergerüst /Kletterwand, Schaukeln, Tischtennis, Beachvolleyball, Bolzplatz), schattigen Sitzgelegenheiten, einem Wasserlauf etc.

Der Mensa kommt im Zusammenhang mit dem Gesundheitsthema eine Schlüsselstellung zu. Die Küche muss nicht nur gesundes, das heißt weitgehend frisch zubereitetes Essen bereitstellen können; der Ess- und Aufenthaltsbereich muss geräumig und akustisch gedämpft sein. In vielen Schulen wird das Kernprogramm »Essen« um weitere Bausteine erweitert: Leselounge, Internetcafé, Aufenthalts- und Ruhebereich, Beratungsraum der Jugendhilfe, offener Spieletreff, zuschaltbare Aula etc. Auch die Mensa sollte möglichst über einen zugeordneten Freibereich verfügen.

Die traditionelle Schule gründet auf der Vorstellung, dass es nützlich sei, die Schüler mit möglichst vielen Details aus dem gesamten Kosmos des Wissens vertraut zu machen. Aktivitäten wie Sammeln, Abschreiben und Auswendiglernen waren von höchster Bedeutung, aber dieses Zeitalter ist vorbei. Die Halbwertszeit wissenschaftlicher Erkenntnisse liegt unter zehn Jahren. Fast alles, was aktuell gewusst werden kann, ist inzwischen von einem internetfähigen Handy aus zu jeder Zeit von jedem Ort der Welt mit einem Click abrufbar. Der Schlüsselbegriff für Lebenstauglichkeit heißt heute nicht mehr »Wissen«, sondern »Können«. Also »sich eigenständig Informationen beschaffen«, diese Informationen »für Problemlösungen nutzen«, »kritisch hinterfragen« und »verständlich weitergeben«. Die Aufgabe lautet nicht länger »Antworten auswendig lernen«, sondern »die richtigen Fragen stellen«. Das bedeutet: eigenständig Zusammenhänge über mögliche Ursachen und Wechselwirkungen herstellen, selbst experimentieren, Fehler machen und daraus lernen und Neues entwerfen.

Die immer weitergehende Zurückdrängung von Kunst, Musik und Theater ist einer der großen Irrtümer der deutschen Lehrplanentwicklung. Dabei führt gerade die Beschäftigung mit Kunst und Kultur, Glauben, Religion und Gemeinschaftsgeist weg von der Reproduktion hin zur Kreation. Kulturelles Lernen ist eigentlich der Grundstein jeder »Bildung«. Gerade in einer Zeit permanent verfügbarer Medien, die junge Menschen allzu leicht in eine passive Konsumentenrolle treibt, müssen Theaterspielen und Tanzen, Singen und Gestalten in vielerlei Varianten zur Hauptsache werden – im »Tun«, nicht im bloßen »Darüber-Reden«, sodass die Seele und das innere Erleben Ausdruck finden.

Lernen muss außerdem ein aktiver und interaktiver Prozess werden, an dem idealerweise alle Sinne beteiligt sein sollten. Und es ist notwendig, verschiedene Zugänge zum Lernen zu ermöglichen, die der Vielfalt unterschiedlicher Lerntypen entsprechen, denn jedes Kind, jeder Jugendliche lernt anders. Jeder Lernende hat sein eigenes Tempo, seine besonderen Themen, seinen individuellen Weg. Die Organisation der Arbeitsformen muss also variabel sein, um individuelles Lernen zu ermöglichen und soziale Kompetenzen zu fördern. Eine zeitliche Aufteilung des Lernens könnte zum Beispiel so aussehen:

» 30 Prozent der Zeit allein
» 30 Prozent in einer Kleingruppe (zwischen zwei und sechs Lernende)
» 10 Prozent im Kreis der Klasse (im Idealfall 15 bis 20 Lernende)
» und nur 30 Prozent frontal, also über den klassischen Lehrer- oder Schülervortrag

Und auch Lehrer sollten nicht länger als »Einzelkämpfer«, sondern im Team arbeiten.

Die effektive Zusammenarbeit in funktionsfähigen Teams ist ein entscheidender Schlüssel, um die Schulqualität zu verbessern. Vom kollektiven Erfahrungsschatz des Kollegiums können alle profitieren. Unterschiedliche Formen der kollegialen Kooperation in einer Schule haben sich in der Praxis bewährt: An zentraler Stelle sollte die Möglichkeit gegeben sein, dass sich die Lehrenden in unterrichtsfreien Zeiten treffen und austauschen. Für die Gesamtkonferenzen kann ein Multifunktionsraum genutzt werden, der im Alltag für Unterrichtszwecke zur Verfügung steht. In den Teamstützpunkten – sei es auf Jahrgangsebene oder auf Fachbereichsebene – muss ein ausreichend großer Konferenztisch für das Team Platz finden.

STARKMACHER 9: Gesünder wohnen

Statistiken beweisen eindeutig, dass zu große Wohnraumdichte Krankheiten fördert, ernsthafte soziale wie psychosoziale Probleme und sogar Seuchen auslösen kann. Das gilt natürlich vor allem für die Megacitys der Welt wie Mumbai, Mexico City oder Shanghai, aber auch in Europa sieht man gerade bei chronischen Krankheiten einen signifikanten Unterschied zwischen Stadt und Land. Fehlender ausreichender Wohnraum, mangelnde Freiflächen für Bewegung und Naherholungsgebiete, große Enge in öffentlichen Verkehrsmitteln, in Geschäften und am Arbeitsplatz sind zusätzliche Faktoren, die den sowieso bereits hohen Stresslevel, der durch Leistungsdruck und Wettbewerbsgesellschaft bedingt ist, weiter erhöhen.

Unter diesem Aspekt müssen ganz neue baubiologische Konzepte für Stadtbewohner entwickelt werden. Am wichtigsten ist es, in den Städten Strukturen zu schaffen, die ähnlich wie auf dem Land der Stadtbevölkerung in der Freizeit großen »Auslauf« gewähren. Aber auch der eigene Wohnraum kann durch räumliche Enge auf familiäre Beziehungen bedrückend wirken und disharmonische Folgen auslösen. Und das ist nicht alles: Viele Menschen leben in Wohnungen und Häusern, die durch Schadstoffe oder Strahlung belastet sind, also in einem Klima, das ihrer Gesundheit abträglich ist.

Aufgrund dieser vielfältigen Gefährdungen müssen Wohnungen (und auch Arbeitsplätze) umgestaltet werden: Schließlich verbringen Menschen ca. 90 Prozent ihres Lebens in geschlossenen Räumen. In den vergangenen Jahren ist die Architektur entscheidende Schritte weitergekommen. Bei der sogenannten Baubiologie werden die Wechselwirkungen zwischen dem gebauten Umfeld und dem Menschen berücksichtigt. Während am Arbeitsplatz oder in der Schule das Raumklima nur begrenzt beeinflussbar ist, ist es umso wichtiger, sich innerhalb der eigenen vier Wände behaglich und gesund zu fühlen.

Die Baubiologie ist eine interdisziplinäre Wissenschaft, bei der Hauskonstruktionen ganzheitlich betrachtet werden. Hier kommen verschiedene technische Geräte wie etwa Partikelzähler zur Messung von Wohngiften und Schadstoffen, Hochfrequenz-Analyzer zur Untersuchung elektromagnetischer Wellen und Geräte zur Beurteilung des Raumklimas zum Einsatz.

Von entscheidender Bedeutung für unsere Gesundheit und unser Wohlbefinden ist vor allem die Luft, die wir in unseren Räumen atmen. Daher untersuchen Baubiologen die relative Luftfeuchte sowie die Temperatur und die Bewegung der Luft in Räumen. Die Idealbedingungen liegen bei einer Raumtemperatur im Wohnbereich zwischen 20 und 23 °C und einer relativen Luftfeuchte zwischen 40 und 60 Prozent. Das Problem: Moderne oder modernisierte Gebäude werden immer dichter.

Isolierschichten und gut schließende Fenster senken zwar den Energieverbrauch, verhindern aber auch einen natürlichen Luftaustausch. Das führt oft zu einer hohen Luftfeuchtigkeit, was natürlich auch die Ausbreitung von Mikroorganismen (wie z. B. Schimmelpilzen) begünstigt. Hier können kontrollierte Wohnraumlüftungen mit Wärmerückgewinnung dafür sorgen, dass selbst in geschlossenen Räumen frische Atemluft zur Verfügung steht. Auch Wandbeschichtungen und Putze auf der Basis von Kalk oder Lehm wirken feuchtigkeitsregulierend, indem sie Feuchtigkeit aus der Luft aufnehmen und bei trockener Luft wieder abgeben. Kalkputze beugen zudem durch ihren hohen pH-Wert auf natürliche Weise der Schimmelbildung und der Besiedlung durch Mikroorganismen vor. Gleichzeitig helfen sie dabei, Schadstoffe aus der Raumluft abzubauen. Bei der Gestaltung von Innenwänden können schadstoffabsorbierende Gipsfaserplatten zum Einsatz kommen. Diese nehmen in der Raumluft enthaltene gesundheitsschädliche Stoffe wie Aldehyde und Ketone auf und binden sie.

Was in puncto Wohlfühlklima am häufigsten vernachlässigt wird, ist der Faktor Luftionisation. Je mehr positiv und negativ geladene Ionen in der Atemluft gemessen werden können, desto frischer wird die jeweilige Raumluft wahrgenommen. Ein optimales Raumklima ergibt sich, wenn das Verhältnis zwischen positiv und negativ geladenen Sauerstoffionen 1 : 1,4 beträgt und etwa 500 bis 1000 gleichmäßig verteilte Luftionen je Kubikzentimeter Luft vorhanden sind. Störfaktoren für eine harmonische Ladungsverteilung der Ionen sind vor allem elektrische Felder, aber auch Staub und zu trockene Luft. Wenn mehr positive als negative Ionen vorhanden sind, fühlen sich viele

Menschen unwohl und reagieren beispielsweise mit Depressionen, Schlafstörungen oder Migräne.

Im umgekehrten Fall, also bei mehr negativen als positiven Sauerstoffionen, steigert sich die Konzentrationsfähigkeit, und die Lebenslust nimmt zu. Um die Luftionisation positiv zu beeinflussen, sollte auf den Einsatz von Materialien mit elektrisch aufladbaren Oberflächen verzichtet werden. Im Klartext bedeutet dies: geölte Parkett- oder Dielenböden statt Laminat und Kalkfilzputz statt Synthetiktapete.

Bei neugebauten Häusern sollte möglichst auf den Rohstoff Holz zurückgegriffen werden. Generell sollte also der Grundsatz »Natürliche Materialien statt künstlicher Baustoffe« beachtet werden. Denn um die Wohngesundheit zu steigern, sollten möglichst alle Gefahrstoffe und belastende Bau- und Ausbaustoffe vermieden werden. Gesunde Baustoffe erkennt man schon an der vollständigen Benennung der Inhaltsstoffe auf der Verpackung.

STARKMACHER 10: Psychohygiene

Um Ihr Immunsystem gesund zu erhalten oder wieder gesund zu machen, ist es von großer Bedeutung, dass die Seele gesund ist. Das bedeutet natürlich, dass man sich immer wieder mit seiner eigenen Person auseinandersetzt und sich ungelösten inneren Konflikten zuwendet. Ich würde sogar noch einen Schritt weitergehen: Für viele Menschen ist diese Auseinandersetzung mit ihrem Inneren unerlässlich, weil sie traumatisiert sind. Dies kann durch Missbrauch in der Kindheit ausgelöst worden sein, durch zerrüttete Familienverhältnisse, aber auch durch andere Traumata wie Unfälle, Krankheit, Tod des Partners oder einer Person, die einem nahestand. Ereignisse wie diese, aber auch eine nicht verarbeitete Trennung oder eine toxische Beziehung können Auslöser für Fehlregulationen im Nervensystem sein, was wiederum zu Fehlfunktionen im Immunsystem führt.

Inzwischen gibt es eine Reihe von Studien, die genau zeigen, wie Traumata sich auf das Immunsystem auswirken. Denn was passiert bei einem Trauma im Körper eigentlich genau?

Durch schwerwiegende Angst oder Schmerz-auslösende Erlebnisse erhöht sich die Stressbelastung. Es findet also eine Übersteuerung des Nervensystems statt, und mit ihr auch eine hohe Ausschüttung unterschiedlichster Stresshormone. Ein fehlreguliertes vegetatives Nervensystem führt zu Störungen in der Immunregulation. Das kann verschiedene Auswirkungen haben. Zum Beispiel können sich durch erhöhtes Cortisol die Suppressorzellen vermehren und damit die Abwehr ausbremsen. Nicht selten gibt es grundsätzliche Fehlregulationen, die dann beispielsweise zu Autoimmunerkrankungen führen. Sehr oft entwickeln sich auch chronische Krankheiten.

Britische Wissenschaftler untersuchten in mehreren Studien mit über 16 000 Versuchsteilnehmern den Zusammenhang von Kindheitstraumata und verschiedenen Entzündungsmarkern. Dabei entdeckten sie, dass die meisten Menschen, die in Kindheit oder Jugend sexueller, körperlicher oder seelischer Gewalt ausgesetzt oder vernachlässigt worden waren, als Erwachsene auch höhere Entzündungswerte aufwiesen. Interessant dabei: Diese Entzündungswerte unterschieden sich nach Art des Traumas. So hatten diejenigen, die sexuellen oder körperlichen Missbrauch erlebten, erhöhte Werte des Tumornekrosefaktors, der im Krankheitsfall etwa an der Entstehung von Entzündungsreaktionen mit Fieber, Schmerz und Schwellungen beteiligt ist. Menschen, die in ihrer Kindheit oft auf sich gestellt und vernachlässigt worden waren, zeigten dagegen höhere Konzentrationen des C-reaktiven Proteins(CRP). Hohe Entzündungswerte, das belegen weitere Studien, führen langfristig zu psychischen Erkrankungen wie Depressionen und Angststörungen, aber auch zu physischen chronischen Krankheiten wie Typ-2-Diabetes und Herz-Kreislauf-Erkrankungen.

Belastende Lebenseinflüsse in der frühen Kindheit zeigen ihre negativen Folgen für die körperliche und seelische Gesundheit also noch Jahrzehnte später. Je mehr negative Kindheitserlebnisse die Probanden zu Protokoll gaben, desto höher war die Wahrscheinlichkeit, dass sie später an einer organischen oder psychiatrischen Erkrankung litten.

Traumaforscher konnten in den vergangenen fünf Jahren die Auswirkungen traumatischer Belastungen bis auf die Ebene einzelner Zellen nachweisen. Diese Studien zeigten, dass das Infektionsrisiko durch eine Abnahme der T-Zellen des Immunsystems steigt. Aber auch die sogenannten regulatorischen T-Zellen werden reduziert, was das Risiko für Autoimmunerkrankungen erhöht. Bei verschiedenen Immunzellen sind zudem verkürzte Telomere nachweisbar, was die Zellen vorzeitig altern lässt. Dabei gilt: Je mehr traumatischen Stress eine Person erlebt hat, desto stärker sind die Effekte in den jeweiligen biologischen Systemen.

Wissenschaftler der Universitäten Ulm und Konstanz konnten nachweisen, dass traumatische Erlebnisse DNA-Schäden in Immunzellen auslösen. Zugleich gelang es den Psychologen und Molekularbiologen aber erstmals zu zeigen, dass sich durch geeignete Psychotherapie nicht nur die akuten psychischen Symptome von Posttraumatischen Belastungsstörungen (PTBS) lindern lassen, sondern dass auch das Ausmaß der DNA-Schädigung deutlich reduziert werden kann. Bereits vier Monate nach Therapiebeginn wurde nicht nur die Posttraumatische Belastungsstörung schwächer, sondern war auch die DNA-Schädigung nur noch so hoch wie bei einer nichttraumatisierten Vergleichsgruppe.

Wenn man diese Studien liest, wird man sofort einsehen, dass Psyche und Körper ein untrennbares ganzheitliches System sind. Für mich ist klar, dass wir den Menschen immer in seiner Ganzheit behandeln müssen. Und das bedeutet auch, dass wir verschiedene Ansatzpunkte haben, die sich gegenseitig verstärken. Wir können also durch Immuntherapie das System stärken, was die Aufarbeitung von Traumaerfahrungen oder Stressbelastungen ermöglichen oder zumindest erleichtern kann. Wir können jedoch auf der anderen Seite durch Psychotherapie auch Einfluss auf die Immunzellen ausüben. Sagen wir es einmal verkürzt so: Mit Psychotherapie stärken wir das Immunsystem, wie wir auch mit Immuntherapie unsere Psyche kräftigen. Die zwei Ansätze verstärken sich gegenseitig: Der Patient wird alles in allem körperlich und psychisch widerstandsfähiger.

Menschen mit Kindheitstraumata wirken auf den ersten Blick oft sehr stark. Deshalb wird manchmal erst ab der Lebensmitte erkannt, welche Belastungen diese Patienten in ihrem früheren Leben ertragen mussten. Und wahrscheinlich ist dies auch genau der richtige Zeitpunkt, um sich diesen Themen achtsam und liebevoll zuzuwenden, ganz gleich, ob es sich dabei um ein Verlusterlebnis, eine andauernde Stressbelastung, das Leben in einer toxischen Beziehung, Gewalterfahrung, das Miterleben schwerer Ereignisse wie Unfälle oder Naturkatastrophen, Hospitalisierung, Krankheit oder Mobbing handelt. Besonders wenn sich aus dem Trauma Probleme im Bindungsverhalten und damit oft Schwierigkeiten in Beziehungen ergeben, ist es sehr hilfreich, sich Unterstützung von Therapeuten, Ärzten oder Coaches zu holen.

Wichtig zu wissen: Es ist möglich, zur Regulation zurückzufinden oder Regulationsmechanismen neu zu erlernen, die ein überspanntes Nervensystem regelmäßig entlasten. Zur Behandlung stehen neben der bisher bekannten Psychotherapie inzwischen verschiedene andere Therapiemöglichkeiten wie zum Beispiel Somatic Experiencing nach Peter Levine oder die EMDR-(Eye Movement Desensitization and Reprocessing-)Therapie. Sie können helfen, die eigene Wahrnehmung und Achtsamkeit zu stärken, die Kontrolle über ungewollt auftretende Erinnerungen zu erlangen sowie Begleitsymptome wie Angst, Depressivität, Schlafstörungen und Konzentrationsprobleme abzubauen. Außerdem können sie den Betroffenen dabei unterstützen, das Trauma als Teil der Lebensgeschichte zu akzeptieren, neuen Sinn im Leben zu finden und die eigene Lebendigkeit wieder zu spüren.

In den Gesamtbehandlungsplan werden oft kreative Therapien wie Musik- oder Kunsttherapie sowie Bewegungstherapie und andere Methoden zur Verbesserung von Körperhaltung und Bewegungsabläufen wie Feldenkrais, Qi Gong oder Ergotherapie integriert. Mit Entspannungstechniken wie Yoga und Autogenem Training oder dem Biofeedbackverfahren lernt der Patient, seine Symptome zudem besser zu steuern.

Wenn Sie von einem aktuellen traumatischen Ereignis, sei es eine Krankheit oder ein Unfall, die Trennung von Ihrem Partner oder der Verlust eines Kindes gerade akut betroffen sind, nehmen sie Hilfe von außen an. Traumatische Ereignisse sind dann und wann auch einmal mit einem Gefühl von Scham verknüpft. In der Regel wissen die Therapeuten und Profis darum und betten den Hilfesuchenden gut ein. Suchen Sie sich einen Ansprechpartner Ihres Vertrauens, bei dem das Bauchgefühl stimmt. Sollte die seelische Not sehr groß sein, dann zögern Sie nicht, sich zum Beispiel an den psychiatrischen Krisendienst oder andere Notfallnummern zu wenden.

Die Aufarbeitung von Traumata kann als eine sehr große Aufgabe erscheinen, doch jeder Schritt, den Sie gehen, ist wertvoll. Schenken Sie sich die Anerkennung, die Sie verdient haben; wenn Sie nämlich erst einmal erkannt haben, dass Sie ein Trauma erlebt haben und dass dieses Ihr Leben in vielerlei Hinsicht geprägt hat, dann haben Sie den größten Schritt schon getan. Sorgen Sie gut für sich, machen Sie es sich gemütlich, bereiten Sie sich eine Tasse Tee und freuen Sie sich einfach, dass Sie da sind, in diesem Moment, denn genau da sind Sie richtig.

TEIL 5

HERKÖMMLICHE UND NEUE THERAPIEN BEI IMMUNKRISEN

Die letzten Kapitel haben gezeigt, dass wir selbst und die gesamte Gesellschaft eine Menge tun können, um unser Immunsystem zu stärken. Doch das wird nicht in allen Fällen genügen. Es wird auch unter idealen Lebensbedingungen hin und wieder eine Entzündung auftreten oder eine Immunkrise entstehen, die dann von einem spezialisierten Arzt behandelt werden muss.

In diesem Schlusskapitel möchte ich einen kurzen Ausblick geben, was die Medizin leisten kann, was Ärzte heute schon tun können und was in der Zukunft von der Wissenschaft bei der Therapie von akuten und chronischen Krankheiten zu erwarten ist.

Doch vor jeder erfolgreichen Behandlung steht die richtige Diagnostik. In der Diagnose geht es nicht nur darum, den Zustand des Patienten festzustellen. Eine Diagnose ist immer auch eine Handlungsanweisung. Hat ein Patient zum Beispiel Schmerzen in der Brust, die in den linken Arm ausstrahlen oder in den Unterkiefer, zeigt er eine bestimmte Veränderung in seinem EKG, messbare Veränderungen der Zusammensetzung seines Blutes, dann bekommt er mit hoher Wahrscheinlichkeit die Diagnose »Herzinfarkt«. Ist diese Diagnose einmal gestellt, so ist der Arzt angehalten, ja verpflichtet, eine bestimmte Reihe von therapeutischen Schritten durchzuführen.

Diese zwingende Kopplung von Diagnose und der Art der Therapie stellt eine der grundlegendsten Arbeiten eines guten Arztes dar. Sie ist das Qualitätsmerkmal eines Arztes schlechthin. Der Zusammenhang zwischen der Diagnosestellung und dem Ergebnis der Therapie ist bei den meisten Erkrankungen so eindeutig, dass man sagen kann, je besser die Diagnose, desto besser die Therapie. Und genau in dieser Hinsicht wurden in den vergangenen Jahren entscheidende Fortschritte gemacht.

NEUE DIAGNOSTIK – NEUE HEILCHANCEN

Die Medizin wird zunehmend präziser und spezifischer: Die herkömmliche Diagnostik reicht bei Weitem nicht mehr aus, um Licht in die Entwicklung chronischer Erkrankungen zu bringen. Bisher haben wir meist nur Parameter für Vitamine, Spurenelemente und den Stoffwechsel erfasst. Dazu kamen kleine Immunparameter und die Bewertung von autoaggressiven Krankheiten. Durch die rasante Entwicklung der Immunologie und ihrer Messbarkeit lüftet sich jetzt aber auch der Schleier über den Ursachen chronischer Krankheiten. So können durch neue Testverfahren Nahrungsmittelunverträglichkeiten und Allergien schnell und zielsicher erfasst werden.

Und dieses frühzeitige Erkennen ist entscheidend, um Krankheiten erfolgreich zu behandeln. Wie sieht diese leistungsfähige Spezialdiagnostik im Einzelnen aus?

Neue immunologische Spezialtests ermöglichen neben der Beurteilung des Immunstatus einen genauen Nachweis von Auslöserstoffen, aber sie erlauben auch – was vielleicht noch wichtiger ist – eine exakte Aussage über den Aktivitätsgrad der Infektion.

Ich möchte hier zwei Beispiele anführen:

Material- und Nahrungsmittelunverträglichkeiten

Der Lymphozytentransformationstest (LTT) ist ein Laborverfahren zum Nachweis antigen-spezifischer T-Lymphozyten. Seit wenigen Jahren wird er auch in der Allergologie zum Nachweis bestimmter allergischer Reaktionen (z. B. Medikamentenallergie, Metallallergie) und in der Erregerdiagnostik (z. B. bei Borreliose-Verdacht) eingesetzt. Dieser LTT ist nun so hochwertig weiterentwickelt worden, dass er sehr zuverlässig Auskunft gibt über:
» Metalle und Legierungen
» pathogene Keimbelastung
» komplexe Ersatzstoffe
» Acrylate

Heute lassen sich immunologische Toxintests durchführen, die klare Erkenntnisse über Sensibilisierung, Entzündungen und Materialunverträglichkeiten bringen, beispielsweise in der Zahnmedizin, jedoch genauso vor Implantation anderer körperfremder Substanzen (z.B. Hüft- oder Knieprothese). So lässt sich vor einer Implantation exakt testen, was der Patient verträgt.

Gerade eine optimale Zahnsanierung ist für jeden Patienten eine Gesundheitsgarantie. Der Ausspruch: »Die meisten chronisch kranken Patienten schaufeln sich ihr Grab mit den eigenen Zähnen« hat große Bedeutung. Tote Zähne, gleichgültig, ob wurzelbehandelt oder nicht, können die Ursache für systemische Entzündungsreaktionen darstellen.

Der Grund dafür ist, dass sie Quelle von Schwefel-Eiweißverbindungen sind, den sogenannten Mercaptanen und Thioetherverbindungen. Diese organischen Eiweißzerfallsprodukte entstehen zwangsläufig, weil es selbst mit noch so perfekten Methoden der Wurzelkanalbehandlung nicht gelingt, organisches Gewebe vollständig aus dem Wurzelkanal zu entfernen. Die Eiweißabbauprodukte wie Mercaptane und Thioether, biogene Amine wie Skatol und Putreszin sowie andere Substanzen können toxisch wirken.

Oft treten die Beschwerden erst nach einer kostenintensiven und belastenden Sanierung auf. Die rasante Entwicklung der Dentalersatzstoffe, die Implantologie, aber auch die Erweiterung des Wissens über immuntoxikologische Phänomene, wie die Bedeutung systemischer Entzündungsreaktionen, hat die Labordiagnostik jedoch umfassend erweitert. So gelingt heute schon im Vorfeld einer großen Zahnsanierung eine exakte Diagnose, die absolute Verträglichkeit garantiert.

Bei chronisch Kranken kann mit diesen neuen Tests auch der Zusammenhang zwischen den Zähnen und der chronischen Krankheit nachgewiesen werden. So kann durch eine optimale, kostengünstige, effektive Behandlung die Gesundheit des Patienten garantiert werden.

Auch für Nahrungsmittelunverträglichkeiten gibt es eine hochspezifische immunologische Testreihe, die genau aufzeigt, was Sie essen dürfen und was nicht. Dieser Test beantwortet genau die Fragen nach Lactose- oder Glutenunverträglichkeit, Histaminintoleranz, Fructoseintoleranz und alle Kreuzreaktionen. Dadurch lassen sich viele Ursachen von Symptomen wie Juckreiz, Asthma, Magen-Darm-Beschwerden, Nesselausschlag, Schwellungen von Haut und Schleimhaut, Neurodermitis, Migräne, Gelenkschmerzen und vielen anderen mehr bestimmen. Je früher diese genaue Diagnose gestellt wird, umso früher kann die Therapie beginnen, was dazu führt, dass die Ausheilungsquote dann sehr hoch ist.

Ein typisches Beispiel dafür aus meiner Praxis: Eine 27-jährige Frau besucht meine Sprechstunde und klagt über starke Migräne, die ca. einmal pro Woche auftritt und seit dem Kindesalter besteht. Sie hat wenig Hoffnung, dass sich das jemals bessern wird. Wir führen eine umfassende Diagnostik durch, bei der sich herausstellt, dass sie eine Unverträglichkeit gegenüber Hühnerei besitzt. Der Patientin wird eine strenge Diät verordnet, die sie genau einhält. Bereits nach zwei Wochen mildern sich die Symptome. Nach vier Wochen ist sie frei von Symptomen.

Nachweis von Erregern

Oft halten sich viele durch Mikroorganismen ausgelöste chronische Krankheiten hartnäckig und können nicht geheilt werden, weil keine zuverlässige Diagnose möglich ist. Der Lymphozytentransformationstest misst daher »live« die Reaktion von beispielsweise Borrelien auf die Lymphozyten. So erkennt man sofort, ob der Auslöser noch aktiv ist oder ob er schläft.

Der LTT-Test kann eingesetzt werden bei:
» Borrelien
» Yersinien
» Staphylokokken
» Chlamydien
» Lamblien
» Helicobacter
» Epstein-Barr-Viren
» Herpesviren
» Cytomegalieviren
» Herpes genitalis
» Hefepilzen (Candida)
» Schimmelpilzen

Fassen wir zusammen: Für mich gehört zu einer modernen Diagnostik an erster Stelle eine ausführliche psychosoziale Anamnese. Darüber hinaus stellt die Analyse des großen Immunstatus die Basis für jede Therapie dar. Da Hormonsystem und Immunsystem einander gegenseitig beeinflussen, muss daher auch der Hormonstatus bestimmt werden. Des Weiteren sind wichtige Spezialtests von Fall zu Fall notwendig: Tests auf mögliche Allergien, Autoantikörper und zirkulierende Immunkomplexe gehören dazu, aber auch die Untersuchung der Darmflora und die Bestimmung von Tumornekrosefaktor-a (TNF-a) und anderen Entzündungsparametern sowie die Diagnostik von Schwermetallbelastung – insbesondere Quecksilber.

HERKÖMMLICHE THERAPIEN AUS DER NATURHEILKUNDE

Nach dieser durchgeführten Spezialdiagnostik kommt eine Reihe sehr guter Therapieverfahren zum Einsatz, die einerseits das Immunsystem gezielt anregen und den Körper dabei unterstützen sollen, seine Selbstheilungskräfte sowie Reparatur- und Regenerationsmechanismen zu aktivieren. Andererseits gibt es auch viele immununterstützende Therapien, die beispielsweise Störfelder wie Narben, Brüche oder chronische Entzündungen (der Zähne, Mandeln etc.) ausschalten, die permanent das Immunsystem schwächen.

Um die Balance in der Abwehr wiederherzustellen, nutzt man die Fähigkeit des Immunsystems, auf einen krankheitsauslösenden Reiz von außen mit einer Immunantwort zu reagieren. Dies lässt sich zum Beispiel durch die Verabreichung von Antigenen wie Bakterien, Viren oder anderen Substanzen hervorrufen, die eine Immunantwort auslösen und das Abwehrsystem damit aktivieren. Neue Abwehrzellen werden gebildet und ermöglichen wieder ausgewogene Immunverhältnisse des Organismus. Der Patient kann gesunden.

Darüber hinaus kann das Immunsystem auch mit hochdosierten Vitaminen oder Spurenelementen therapeutisch unterstützt werden. Zur Linderung psychischer Leiden wie einer depressiven Verstimmung ist beispielsweise eine Lichttherapie ein guter und nebenwirkungsfreier Weg, aus dem seelischen Tief herauszukommen. Ich möchte Ihnen im Folgenden eine Auswahl der Therapien vorstellen, die in unserer Praxis häufig zur Unterstützung des Immunsystems zur Anwendung kommen und mit denen wir gute Erfolge erzielen.

Ozontherapie
Die Ozontherapie ist ein Reiz- und Regulationsverfahren, um die Durchblutung, Wundheilung und Sauerstoffversorgung zu verbessern sowie das Immunsystem auszubalancieren. Darüber hinaus werden die körpereigenen Antioxidanzien und Radikalfänger aktiviert, die Durchblutung und somit die Sauerstoffversorgung verbessert und Abwehr sowie Reparatur- und Regenerationsmechanismen angeregt. Ferner soll Ozon in der Lage sein, Viren, Bakterien und Pilze zu inaktivieren. Vor allem bei chronischen Infektionskrankheiten kann die Ozontherapie nicht nur Keime abwehren, sondern auch die Immunantwort stärken.

Die Ozontherapie erzielt gute Heilerfolge:
1. zur allgemeinen Revitalisierung (vor allem bei Erschöpfung, Müdigkeit, Burn-out und Abwehrschwäche)
2. bei Akutbehandlungen von Infekten, besonders bei Viren (gute Erfolge bei Herpes)
3. zur Steigerung der Durchblutung, vor allem auch bei Diabetes sowie arteriellen und altersbedingten Durchblutungsstörungen
4. zur Behandlung von schädlichen Darmkeimen und lokalen Entzündungen
5. zur Behandlung von infizierten Wunden, Furunkeln, Fisteln und schlecht heilenden Geschwüren (offenen Beine, Dekubitus, Gangrän), auch im Mundbereich bei Infektionen von Zahn und Wurzel

Die Anwendung ist vielfältig:
1. als große Ozoneigenblutinfusion – hierbei wird entnommenes Blut mit Ozon behandelt und anschließend wieder in die Ader gespritzt

2. als Spritze in den Muskel und oder unter die Haut
3. als Einlauf in den Darm
4. zur Begasung, z. B. am Bein; hierbei wird ein Ozon-Sauerstoff-Gemisch äußerlich zur Begasung von Wunden und Körperteilen verwendet

So wirkt die Therapie:
Bisher hielten die Ärzte die erhöhte Sauerstoffzufuhr für den Grund des Erfolgs. Nachdem jedoch auch schwerentzündliche Viruserkrankungen der Leber ausheilten, wurden neue Studien durchgeführt. Dabei zeigte sich die immunologische Wirkung von Ozon:
1. Ein Sauerstoffradikal entsteht bei Zerfall von Ozon (O_3). Dieses Radikal aktiviert eine Energiestufe in der Membran von Immunfresszellen. Dabei wird eine Energiewelle frei, die wiederum die nächste Zelle aktiviert. So werden in kürzester Zeit alle Zellen in einen aktivierten Zustand versetzt und reinigen den Körper von allen krank machenden Bakterien, Viren, Pilzen und Entzündungskomplexen. Das Blut wird »sauber« und fließfähiger. Die Durchblutung und die Sauerstoffversorgung verbessern sich.
2. Ozon aktiviert den ältesten und effektivsten Teil des Immunsystems – und zwar sofort (Paraimmunität). Dieses System mit seinen Botenstoffen und natürlichen Killerzellen starten einen Sofortangriff auf alles, was krank macht. Erst vier Tage später kann das zelluläre Immunsystem diese Aufgabe übernehmen. So gelingt mit Ozon eine Sofortabwehr durch Stimulierung der Immunantwort.

Daher ist die Ozontherapie auch ideal als Vorsorge und Schutz vor Krankheiten geeignet, beispielsweise zur Prävention typischer Atemwegserkrankungen in Herbst und Winter. Für die Heilung chronischer Erkrankungen wie Beingeschwüren sind im Intervall 10 bis 20 Behandlungen erfolgreich.

Neuraltherapie

Die Neuraltherapie ist eine sehr effektive alternativmedizinische und risikoarme Heilmethode. Bei dieser Reiz-, Regulations- und Umstimmungstherapie werden chronische, aber auch akute Erkrankungen durch die Injektion mit einem Lokalanästhetikum (Procain) behandelt. Dabei wird das örtliche Betäubungsmittel zum Beispiel an Muskel- und Nervenstrukturen, in Gefäße, an Ganglien (Nervenknoten) sowie an Störfelder wie Narben injiziert.

Der positive Effekt der Therapie ist dabei aber nicht nur auf die betäubende Wirkung des Procains zurückzuführen, sondern der durch die Injektion gesetzte Reiz löst körpereigene regulierende Mechanismen aus. Die Effekte der Neuraltherapie sind Durchblutungsförderung, Schmerzlinderung, Integration von entkoppelten Regelkreisen, Löschung von Störfeldern im vegetativen Nervensystem, antientzündliche Effekte. Die Neuraltherapie gehört zu den Regulationstherapien und kann somit sehr ursächlich und ubiquitär eingesetzt werden.

Die Neuraltherapie erzielt gute Heilerfolge:
Bei fast alle akuten Schmerz- oder Entzündungszuständen sowie bei chronischen Erkrankungen mit dem Verdacht auf Störfelder: z. B. Beschwerden im Bereich des Bewegungsapparates wie Gelenk- und Muskelbeschwerden, rheumatische Erkrankungen, Kopfschmerzen oder Migräne, Zahnschmerzen, Augenentzündungen, Erkrankungen des Hals-Nasen-Ohren-Bereichs, Mandelentzündungen, Lungen- und Bronchialleiden, vegetative Beschwerden, Bluthochdruck, urologische Erkrankungen, Frauenleiden, Leber-und Gallenleiden, Erkrankungen des Magen-Darm-Bereichs, Durchblutungsstörungen, Hautleiden und Narbenschmerzen, schlecht heilende Wunden oder offene Beinen.

So wird sie angewendet:
Bei der Segmenttherapie wird nach einer umfassenden Anamnese das Segment im Körper, in dem die Schmerzen auftreten, lokalisiert. Jedem Segment ist ein klar definierter Bereich der Haut, der Muskulatur, des Bindegewebes, der Gefäße und der Knochen/Gelenke zugeordnet, der über einen zugehörigen Nerv mit einem Segment des Rückenmarks in Verbindung steht. Diesem Rückenmarkssegment ist ebenso ein inneres Organ über einen Nerv zugeordnet. In diesem Segment wird die Injektion verabreicht, die somit ihre Wirkung am zugehörigen Organ entfaltet und dort für Schmerzlinderung sorgt.

Bei der Störfeldtherapie wird das Betäubungsmittel an das zuvor ausgemachte Störfeld injiziert. Störfelder können Narben, abgelaufene Entzündungen, die Mandeln oder deren Narben, wurzelbehandelte Zähne oder sehr häufig auch die Nebenhöhlen sein. Ca. 80 Prozent der Störfelder liegen im Kopf-Hals-Bereich, ca. 10 Prozent im Unterbauch/ gynäkologischen Bereich. Von diesen »Unruheherden« gehen über das Vegetativum (Nervensystem) Informationen auf andere Körperbereiche über und können störfeldferne Beschwerden auslösen oder unterhalten.

So wirkt die Therapie:
Der Körper des Menschen ist in der Lage, nach entsprechender Anregung eine Selbstheilung in Gang zu setzen beziehungsweise sich eigenständig zu regulieren – genau auf diesen Vorgang zielt die Neuraltherapie ab. In einem gesunden Organismus können die Blut- und Energieströme frei fließen. Wenn dies aber durch Störfelder wie z. B. Entzündungsherde behindert ist, sind Beschwerden oder Krankheiten die Folge. Mithilfe der Neuraltherapie ist es möglich, solche Störfelder einerseits zu erkennen und andererseits den gestörten Energiefluss wieder in Gang zu bringen.

Neben der Störfeldtherapie ist aber die lokale und segmentale Therapie ein weitaus häufigerer Ansatz; sie kann viele Beschwerden lindern und Medikamente oft ersetzen. Großartige Kollegen leisten wertvolle Forschungsbeiträge im Bereich der Neuraltherapie, um diese wunderbare Therapie weiter voranzutreiben und noch bekannter zu machen.

Ich selbst konnte interessante Effekte auch im Bereich der Regulation des Immunsystems beobachten.

Gerade Störfelder können Immunkraft binden und verbrauchen. Durch die schnelle und oft sehr effektive Neuraltherapie können hier Blockaden gelöst werden, und die Immunkraft lebt wieder auf.

Immuntherapie in der Onkologie

Die Immuntherapien sind ein relativ neuer Behandlungsansatz, der auf einer gezielten Aktivierung des Immunsystems beruht; vor allem schwer zu behandelnde Krebsarten werden mit der Immuntherapie angreifbar. Die größten Erfolge verzeichnen Onkologen derzeit beim schwarzen Hautkrebs und Lungenkrebs.

Im Körper des Menschen entstehen täglich zahlreiche Vorstufen von Tumorzellen – ohne dass etwas passiert und wir krank werden. Denn das Immunsystem ist normalerweise in der Lage, den Feind zu erkennen und zu eliminieren. Die Voraussetzung dafür ist, dass die entarteten Zellen eindeutig von den gesunden zu unterscheiden sind. Doch Tumorzellen verändern sich ständig und entwickeln Strategien, um »unerkannt« zu bleiben oder die Immunreaktion zu hemmen. Krebs-Immuntherapien zielen dagegen darauf ab, die Ausweichstrategien der Krebszellen gezielt zu umgehen und die körpereigene Abwehr direkt auf die Krebszellen zu lenken.

Während die Chemotherapie den Tumor direkt mit Zellgiften angreift, aktivieren die Immuntherapien Abwehrzellen des Immunsystems. Sie lassen sich nicht länger vom Krebs austricksen. Der Vorteil: Das eigene Immunsystem kann tumorspezifische Veränderungen sehr gut erkennen – und den Tumor ausschalten. Die Immuntherapie wird daher begleitend zur Bestrahlung eingesetzt, allerdings können bei vielen Krebsarten auch nach der harten Therapie aus Zytostase und Bestrahlung ca. 0,1 Prozent an Resttumorzellen im Körper verbleiben – treffen diese auf ein durch die Chemotherapie geschwächtes Immunsystem, besteht ein hohes Risiko zur Rezidivbildung, und in den folgenden zwei bis sieben Jahren können sich Metastasen bilden. Mithilfe der Immuntherapie lassen sich auch hier gute Erfolge erzielen, und das durch die Therapien geschwächte Immunsystem kann wieder auf ein hohes Level angehoben werden.

Immuntherapie oder Modulation wird individuell und gezielt anhand der Analyse der Immunzellen ausgewählt und besteht meist aus einem Immunstimulator, der über mehrere Wochen gespritzt wird. Engmaschige Kontrollen am Anfang und später einmal im Jahr helfen, mögliche Immunschwächen frühzeitig zu erkennen und sogleich gegenzusteuern. Gleichzeitig wird eine Immunmodulation mit den Vitaminen A, C, D, E und Beta-Carotin sowie Spurenelementen wie Zink, Magnesium, Selen und anderen durchgeführt, um die körpereigene Abwehr zu unterstützen.

Wechselwirkung zwischen Immun- und Hormonsystem

Hormone sind körpereigene Botenstoffe und dienen der Informationsübertragung im Körper. Der Begriff stammt aus dem Griechischen und bedeutet so viel wie »Antreiber«. Hormone sind also Impulsgeber für den Körper. Adrenalin, Endorphin, Melatonin, Oxytocin, Insulin, Glukagon – sie alle steuern lebenswichtige Funktionen wie Kreislauf, Atmung, Stoffwechsel, Verdauung, Körpertemperatur und andere und sind auch dafür verantwortlich, wie wir uns fühlen.

Sie werden an unterschiedlichen Stellen im Körper gebildet: Zum einen in spezialisierten Hormondrüsen wie in der Hirnanhangdrüse, der Hypophyse, sowie in der Zirbeldrüse (das Hormon Melatonin), in Schilddrüse, Nebenniere (das Hormon Adrenalin) und in den Inselzellen der Bauchspeicheldrüse. Das Hormonsystem aus diesen Signal- und Botenmolekülen wird auch als endokrines System bezeichnet und ist eng mit dem Immunsystem verbunden – Hormone spielen also bei jeder Immunreaktion unseres Organismus eine zentrale Rolle.

Zum Thema Hormone und Hormontherapie ließe sich ein ganzes Buch schreiben – ich möchte es dennoch kurz erwähnen, da es viele Menschen betrifft und der Zusammenhang zwischen unserem Hormon- und Immunsystem nicht immer bekannt ist.

Ein ausgeglichenes Hormonsystem ist für eine gut funktionierende Abwehr von immenser Bedeutung. Doch durch starke Hormongaben gerät das sensible Geflecht aus Drüsen und Hormonbotenstoffen aus dem Gleichgewicht. Das lässt sich vermeiden, denn sollte das fein abgestimmte System einmal aus der Balance geraten, reichen bereits geringe Impulse, um es wieder ins Lot zu bringen. So verhelfen beispielsweise Regulationstherapeutische Verfahren oder sanfte Naturheilverfahren wie die Spagyrik dazu, die Drüsenfunktionen wieder zu stabilisieren.

Die Blutparameter sollten im Zusammenhang mit jedem Patienten immer individuell und sehr kritisch beurteilt und betrachtet werden. Denn die ein oder andere Range der Normalwerte kann meiner Erfahrung nach auch zu weit gefasst werden. Dies lässt sich häufig bei Patienten mit Schilddrüsenstörungen beobachten, die bei scheinbar »normalen« Werten bereits starke Symptome einer Unterfunktion aufweisen.

Hier also die ersten Schritte der Schilddrüsentherapie gehen und mit der Supplementierung von allen notwendigen Stoffen beginnen. Sollte keine ausreichende Besserung eintreten, ist die Hormonsubstitution angezeigt. Insbesondere bei Hashimotopatienten ist bekannt, dass meist eine höhere Dosierung von L-Thyroxin notwendig ist, um ein stabiles Wohlgefühl beim Patienten zu erreichen.

NEUE VIELVERSPRECHENDE THERAPIEN

Darüber hinaus gibt es eine Reihe neuer Verfahren, die die Heilung chronischer Erkrankungen ermöglichen und die Balance des Immunsystems gewährleisten. Dazu zählt beispielsweise die **Apherese**. Bei der therapeutischen Apherese, umgangssprachlich auch als Blutwäsche oder Blutreinigungsverfahren bezeichnet, handelt es sich um eine Methode, um außerhalb des Körpers pathogene oder überzählige Bestandteile aus dem Blut oder Blutplasma des Patienten zu entfernen. So kann man mit Spezialfilterung das Plasma von allen toxischen Substanzen reinigen, aber auch von erhöhtem Cholesterin und besonders von den schlechten Anteilen des Cholesterins. Entfernt werden können Entzündungskomplexe, darüber hinaus bestimmte Stammzellen und Wachstumsfaktoren, die dann wiederum für die erfolgreiche Therapie eingesetzt werden können. Dieses Reinigungsverfahren des Körpers ist mit der Dialyse vergleichbar. So kann zum Beispiel aus den eigenen Stammzellen ein Medikament zur Behandlung der Krankheiten hergestellt werden.

Bei Autoimmunerkrankungen wird die **Plasmapherese** angewendet, um Immunkomplexe und Autoantikörper zu entfernen, den Körper zu entlasten und ihn somit in die Regulation zurückzuführen. Das Verfahren ist fachgerecht angewendet nebenwirkungsfrei und sehr effektiv.

Heilung aus dem eigenen Körper

Heilung aus dem eigenen Blut

Viele chronisch Kranke leiden an einer überschießenden Immunreaktion und entwickeln so Allergien, Entzündungen der Gelenke und Gewebe, vermehrte Infekte, Nahrungsmittelunverträglichkeiten, Darmstörungen wie Colitis ulcerosa, Morbus Crohn oder Rheuma.

Bei all diesen Krankheiten war die genaue Ursache lange unbekannt. Heute weiß man aber, dass eine Immunstörung Entzündungskomplexe erzeugt, die diese Krankheiten auslösen: So entstehen dann chronische Entzündungskrankheiten. Mit neuen Methoden gewinnt man die schädlichen Immunkomplexe aus dem Blut, analysiert sie und gibt sie leicht verändert in verdünnter Form dem Immunsystem zurück. Dadurch wird es in die Lage versetzt, neue Antikörper zu bilden, und die Krankheit heilt in 85 bis 90 Prozent der Fälle aus.

Man bekämpft so, das heißt mit der Kraft des eigenen Immunsystems, erfolgreich chronische Krankheiten wie Infekte, Gelenkentzündungen, Hautausschläge und Allergien wie Heuschnupfen und vieles mehr.

Heilung aus dem Plasma

Wenn man das Blut des Menschen in seine einzelnen Bestandteile trennt, erhält man dabei einen Teil, in dem sich neben Stammzellen auch alle regenerierenden Immunzellen befinden. Dafür braucht man maximal 20 ml Blut, das in einem Spezialverfahren zentrifugiert wird. Danach werden aus dem Plasma die entsprechenden Zellen genommen und in den Ort der chronischen Krankheit gespritzt. So werden bei Arthrose und Gelenkverschleiß diese konzentrierten Regenerations- und Wachstumsfaktoren in das Gelenk zurückgespritzt und helfen dem Körper, sich zu regenerieren. Wenn man an die Injektion dieses aktivierten Zellplasmas noch eine Schockwellen-Behandlung für die betreffenden Gelenke anschließt, kann der Effekt potenziert werden: Ein verjüngender Regenerationsprozess setzt ein. Das gleiche Verfahren eignet sich an allen Orten mit Verschleißerscheinungen. Verständlicherweise wird es deshalb auch in der kosmetischen Medizin angewendet. Das aktivierte Plasma wird unter Falten oder in die degenerierte Haut gespritzt, und man erreicht damit eine optimale Verjüngung ohne Nebenwirkungen. Die meisten Studien zeigen traumhafte Erfolge beim Haarwuchs.

Die Anwendung dieser einfachen, jedoch wissenschaftlich anspruchsvollen Verfahren lässt sich also sehr erfolgreich bei allen chronisch degenerativen Erkrankungen anwenden. Die Heilung für den Körper kommt aus dem Regenerationspool des Körpers selbst, Nebenwirkungen ausgeschlossen.

Schockwellen – die neue Wundertherapie

Ob bei Nierensteinen, Fersenschmerzen oder Kalkschulter: Wer sich für eine Stoß- oder Schockwellentherapie entscheidet, tut dies oft, um eine Operation zu vermeiden. Die außerhalb des Körpers (= extrakorporal) erzeugten Druckwellen setzen in tiefer gelegenen Körperregionen gezielt Energie frei, ohne die darüber liegende Haut, das Fettgewebe oder die Muskeln zu beschädigen. 15 Jahre intensive Forschung beweisen nun, dass Schockwellen auch für andere Krankheiten eine geeignete Alternative darstellen. Beschießt man zum Beispiel 20 Minuten einen Herzmuskel, der schlecht durchblutet ist, öffnen sich die Gefäße, Sauerstoff schießt ein, und das Herz erhält nach Behandlung seine Kraft zurück.

Wie geht das?
1. Die Schockwellen mit ihrer Eigenkraft setzen Stickoxid (NO) frei, die Gefäße erweitern sich, die Durchblutung nimmt zu.
2. Ein Gefäßwachstumsfaktor wird freigesetzt und lässt neue Blutgefäße sprießen. So werden Gefäßengstellen umgangen, und es

bilden sich neue Umgehungskreisläufe – die Durchblutung nimmt zu, das Herz regeneriert.
3. Ein Regenerationsfaktor der Blutgefäßauskleidung lässt eine neue Gefäßinnenschicht entstehen. An den Stellen, wo es meistens zur Verkalkung kommt, wird nun regeneriert.

Noch stärker wird der positive Effekt der Schockwellentherapie, wenn man gleichzeitig Stammzellen verabreicht, die man aus dem eigenen Körper gewinnt, vermehrt und wieder zurückgibt. Führt man während der Rückgabe an das kranke Organ eine Schockwellentherapie durch, verwandeln sich diese Stammzellen in organspezifische Regenerationszellen. Dies eröffnet erstmals ein Therapiekonzept ohne Nebenwirkungen aus eigenen Körperzellen – mit höchsten Heilerfolgen.

Antikörper – die Wunderwaffe des Immunsystems

Antikörper bei Entzündungen:

Lange ging man davon aus, dass Morbus Crohn, Colitis ulcerosa, Psoriasis oder Arthritis unterschiedliche Krankheitsursachen haben. Man kennt nun aber bei all diesen Krankheitsbildern meist einen einheitlichen Auslöserstoff. Dieser sogenannte Tumornekrosefaktor a (TNF-a) löst bei der Passage durch das Gewebe eine Entzündung aus. Das führt dann zu unterschiedlichen Krankheitsbildern: am Darm Colitis ulcerosa oder Morbus Crohn, am Gelenk Arthritis, an der Haut Psoriasis. Blockiert man diesen TNF-a mit einem Antikörper, verschwindet schon wenige Stunden später die Symptomatik. Die Durchfälle hören auf, die Gelenkbeschwerden verschwinden, die Haut heilt ab. Ursachen für den Anstieg von TNF-a sind oft Allergien, Lebensmittelunverträglichkeiten, Bakterien, Viren oder Pilze, aber auch Darmstörungen oder Schwermetallbelastung. Behandelt man diese Ursachen begleitend immunologisch-naturheilkundlich (zum Beispiel durch Eigenblut-Therapieverfahren, Schwarzkümmelöl und Homöopathika, Diäten, schadfreie Medikamente und Neuraltherapie), gelingt eine grundlegende Ausheilung.

Als Beispiel aus einer großen Palette der inzwischen verfügbaren Antikörpertherapien in der Medizin will ich die Behandlung der B-Zellen-Leukämie beschreiben.

Antikörper bei Leukämie
Alle Zellen des Körpers haben eine sehr spezifische Oberfläche mit Rezeptoren (Proteinstrukturen) in der Zellmembran, die eine Kommunikation zwischen Zellinnerem und der Außenwelt ermöglichen. An diesen docken die Antikörper an und vermitteln einen Befehl für die Zelle, die damit einen Heilauftrag erhält. Sehr differenziert hält so das Immunsystem den Organismus gesund oder heilt ihn aus. Wenn dieses gut regulierte System jedoch aus den Fugen gerät, steigen beispielsweise B-Zellen kontinuierlich an. Je mehr B-Zellen entstehen, umso weniger andere wichtige Abwehrzellen gibt es. Das Immunsystem bricht dann ein, Krankheiten entstehen. Mittlerweile verfügen wir über einen Antikörper, der die B-Zellen markiert. Dadurch werden diese auffällig und in Milz und Leber eliminiert. Gibt man alle 1 bis 3 Jahre diese Antikörper als Infusion, kann man den Patienten gesund halten und die erhöhten B-Zellen werden wieder normal.

Stammzelltherapie für Regeneration und Heilung chronischer Krankheiten

Eine Stammzelltherapie ist eine moderne und hochwirksame Therapieform, bei der körpereigene Stammzellen aus Fettgewebe eingesetzt werden. Sie eignet sich zur Behandlung von Erkrankungen und Beschwerden des Bewegungsapparates, wie Arthrose, Muskel- und Sehnenverletzungen und Gelenkerkrankungen, sowie bei Wundheilungsstörungen oder zur allgemeinen Regeneration und Rejuvenation. Der Behandlungserfolg der Stammzelltherapie beruht auf der regenerativen Wirkung der Stammzellen. Stammzellen haben die Fähigkeit, sich zu teilen und neues Gewebe zu bilden. Sie sind damit für den Erhalt des Organismus verantwortlich – sie halten uns quasi am Leben. Mit der Stammzelltherapie werden Schwachstellen des Körpers behandelt, die sich aus eigener Kraft oder mithilfe anderer Behandlungsmethoden nicht regenerieren können. Immer mehr Menschen lassen aus diesem Grund schmerzhafte Gelenkerkrankungen wie Schulterarthrose, Wirbelsäulenarthrose, Fingerarthrose, Hüftarthose und Kniearthrose mit der Stammzelltherapie behandeln. Zusätzliche Einsatzgebiete der Stammzelltherapie sind Wundheilung sowie regenerative Anti-Aging-Anwendungen.

Mesenchymale Stammzellen können aus dem Blut, dem Knochenmark oder dem Bauchfett gewonnen werden. Die Konzentration von mesenchymalen Stammzellen beträgt, wenn man Blut, Knochenmark und Bauchfett vergleicht, 1:10:1000. Somit kommt die größte Anzahl von mesenchymalen Stammzellen im Bauchfett vor.

Dort werden sie präpariert mittels:
» Fettabsaugung
» Auftrennung durch Lyse der Fettzellen und Spezialzentrifugation
» Aktivierung durch plättchenreiches Plasma
» Aktivierung durch Licht und Schockwellen

AKUTTHERAPIE BEI KRISEN UND SEUCHEN

Die paraspezifische Immunabwehr ist der ältere Teil des komplexen Immunsystems. Wie wir inzwischen wissen, lässt dieses angeborene grobe Erkennen von Fremdstrukturen den Organismus bei Kontakt mit Fremdstoffen, Infektionserregern oder Toxinen mit einer Sofortabwehr reagieren. Dieser antigenunspezifische (auch paraspezifische) Abwehrmechanismus gewinnt in der Forschung immer mehr an Bedeutung, da er im Gegensatz zu der erworbenen Abwehr (dem zellulären Teil) sofort ohne Sensibilisierung aktiv werden kann, das heißt, der Körper kann bei Konfrontation mit den unterschiedlichsten Erregern sofort aktiv werden – und der Organismus ist vorübergehend beispielsweise gegen virulente Keime geschützt.

Es gibt inzwischen Medikamente, die diese paraspezifische Reaktion starten können – sie werden Paramunitätsinducer genannt. Diese **Paramunisierung** eröffnet neue Möglichkeiten in Prophylaxe und Therapie bei Infektionen und vielen andere Indikationen. Da diese Stoffe erreger- und antigenunspezifisch reagieren, können sie – besonders bei sehr virulenten Infektionen – die Zeit überbrücken, bis die spezifische Immunantwort einsetzt.

Die paraspezifische Immunabwehr ist ein physiologischer Vorgang bei der täglichen Auseinandersetzung mit inneren und äußeren schädlichen Umwelteinflüssen wie Viren, Bakterien und Parasiten, aber auch Stress, einer schlechten Ernährung oder Arzneigiften. Sie setzt sofort ein, reagiert unspezifisch und ist die erste Instanz der körpereigenen Abwehr. Sie soll die Angreifer binden, inaktivieren und beseitigen – bis die spezifischen (erworbenen) Abwehrmechanismen verzögert einsetzen können. Zudem hat sie eine regulierende Funktion für das gesamte Immunsystem.

Wie funktioniert die Paramunisierung mit Paramunitätsinducern?

Durch die Paraimmunisierung oder eine medikamentöse Stimulierung des zellulären Anteils des paraspezifischen Immunsystems und der damit verbundenen Bildung von Zytokinen wird der nicht erreger-und antigenspezifische Schutz schnell erhöht. Dabei wirkt die paraspezifische Abwehr regulatorisch zwischen Immun-, Hormon- und Nervensystem.

Wie kam es zur Entdeckung der Paramunisierung?

Der britische Arzt Dr. Edward Jenner, der im Jahr 1796 die erste Pockenschutzimpfung mit dem Impfstoff Rinderpockenlymphe durchführte, machte die Beobachtung, dass nach der Impfung häufig auch andere Begleiterkrankungen ausheilten, besonders Herpes-Papillome, chronische Ekzeme und Hals-Nasen-Ohren-Erkrankungen. Allgemein zeigte sich nach der Pockenimpfung eine kurzzeitige hohe Abwehrstärke gegen Infekte der Umgebung. Später konnte belegt werden, dass Hüllproteine der Pockenviren für diese paraspezifische Reaktion zuständig waren. Präparate aus Hüllproteinen von Avipox-Viren (Vogelpocken) zeigten eine Aktivierung verschiedener Abwehrfunktionen. Besonders wirken sie bei geschädigtem Immunsystem (Stress oder Strahlen).

Anwendungsgebiete der Paramunisierung

» Infektiöse Faktorenkrankheit, Mischinfektionen, chronische infektiöse Prozesse, hartnäckige Infektionen und Chemotherapieresistente, bakterielle und virale Infektionen
» Abwehrschwäche bzw. Dysregulation im Abwehrsystem
» Neonatale Infektionsgefahr
» Adjuvante Therapie bei Tumorerkrankungen
» Regulierung der Homöostase zwischen Hormon-Kreislauf-Stoffwechsel- und Nervensystem

Paramunisierung in der Prophylaxe

» Zur schnellen Aktivierung der Abwehr, vor allem bei Virusinfekten
» Vor zu erwartenden Stresssituationen (Wohnungswechsel, psychische Belastung, Hochleistung etc.)
» Vor Hospitalisierung
» Bei akuter Infektionsgefährdung
» Zur Verhütung von Impfkomplikationen
» Zur Verminderung der Gefahr von Tumoren bzw. ihrer Metastasierung
» Zur Unterstützung der Bioregulation
» Zur Regulierung der Homöostase im Verbund mit dem Hormon-Kreislauf-Stoffwechsel- und Nervensystem

Paramunisierung in der Therapie

Die Paramunisierung kommt zur Anwendung bei:
» Immunschwächen
» Viruskrankheiten, therapieresistenten bakteriellen Krankheiten
» Chronischen und rezidivierenden Infektionen
» Tumoren
» Rekonvaleszenz
» Chemo- und Antibiotikatherapien

- » Leberkrankheiten unterschiedlicher Genese
- » Chronischen Hautkrankheiten
- » Immunpathogenen Folgekrankheiten

Es folgt ein Behandlungskonzept aus meiner Praxis, das für den Laien schwer verständlich ist, das ich Ihnen aber trotzdem gerne vorstellen möchte, damit Sie es im Bedarfsfall mit Ihrem behandelnden Arzt besprechen können:

Ganzheitsmedizinisches Konzept zur Paramunitätsbehandlung von Virusinfektion und komplizierten Erregern *(für Mediziner)*

Aus ganzheitlicher Sicht steht die immunologische schadfreie Therapie im Mittelpunkt jeder erfolgreichen Behandlung schwerer Infekte durch Viren oder komplizierte Erreger. Dabei hat sich folgender Stufenplan bewährt, der nicht nur einen schnellen Heilerfolg ermöglicht, sondern auch das Immunsystem so reguliert, dass es Postinfektionen nach prophylaktischem Charakter hat.

1. Aktivierung der Immunantwort mit Paramunitätsinducer zur sofortigen Einleitung der Abwehr. Dabei werden an vier Tagen folgend Hüllproteine vom Avipoxvirus Klasse I oder andere Immunmodulatoren wie zum Beispiel Peptide und pflanzliche Immunstimulatoren verabreicht.
2. Große Ozon-Eigenblutbehandlung zur Stimulierung der Phagozytoseeigenschaft der Phagozyten ca. um Faktor 3. Ozonradikale induzieren in der Zellmembran durch den oxidativen Burst eine Kettenaktivierung der Phagozyten. Dreimal so viel Krankheitserreger und Entzündungskomplexe werden eliminiert.
3. Zufuhr von reichlich Vitamin-Elektrolytinfusionen besonders hochdosiert Vitamin C (15 g/Inf.), da sich Viren im sauren Milieu kaum vermehren können.

4. Neuraltherapie mit Procain zur Membranstabilisierung der gestörten Zellen.
5. Orale Medikation.
6. Hochdosierte Enzyme zur Immunkomplexspaltung.
7. Tibetische Kräuterformel wie zum Beispiel Padma 28, um die Aktivität der Fresszellen zu verdreifachen.
8. Orale Immunstimulatoren, orale Gegensensibilisierung (Antikörperdesensibilisierung).
9. Heparin als embolischer Schutz.
10. Eigenblutinjektionen zur Immunstimulation.
11. Alkalisierung oder Ansäuerung je nach Status.
12. Procainbaseninfusion zur Zellmembranstabilisierung.

Kontraindikation

Bei der Behandlung schwerer viraler Infekte besteht eine Kontraindikation nach Abwägung aller Möglichkeiten in Bezug auf die Grunderkrankung für folgende Therapien:
» Cortison
» Antibiotika (außer bei Bakterien)
» Immunsuppressoren, z. B. Mabthera gegen B-Zellen, Remicade gegen TNF α
» Checkpointinhibitoren, Immurek etc.
» Chemotherapeutika, Schwermetalle etc.

Aus gesundheitlicher Sicht müssen die Kontraindikationen gründlich eingehalten werden und oder während der Behandlung eines schweren viralen Infekts auf alle Fälle als Therapieblock ausgesetzt werden. Manchmal ist es dann auch notwendig, eine aktive immunstimulative Therapie mit Zielzellen-Subpopulationen der Lymphozyten einzufügen. Patienten, die absolut eine Immunsuppression brauchen, sollen in Krisenzeiten präventiv in Quarantäne genommen werden.

EINE NEUE MÖGLICHKEIT DER SEUCHENBEKÄMPFUNG: ANTIVIRAL-THERAPIE MIT IVERMECTIN BEI COVID-19

Wenn man internationale Studien zur Corona-Pandemie sichtet, so fällt auf, dass in Ländern Afrikas und Südamerikas keine COVID-Infektionen auftreten, in denen das Mittel Ivermectin als Prophylaxe zur Behandlung von Skabies (Krätze) eingesetzt wurde.

Ersten Studien zufolge reduziert Ivermectin das Coronavirus SARS-CoV-2 in 48 Stunden deutlich. Bei 116 Patienten mit leichtem bis mittelschwerem SARS-Infekt kam es nach 5,9 Tagen zu schnellen Heilungsverläufen und nach 8,9 Tagen fielen sogar die PCR-Testergebnisse negativ aus. In einer weiteren Studie aus Argentinien wurden Intensivmediziner, die COVID-Patienten behandelten, getestet.

Das Ergebnis:
Bei 800 Pflegekräften, die prophylaktisch Ivermectin einnahmen, trat in Folge keine COVID-Infektion auf. Bei 400 Pflegekräften, die ohne die Prophylaxe mit Ivermectin weiterbehandelten, trat in 58 Prozent der Fälle eine COVID-Erkrankung auf.

In Frankreich konnte man ebenfalls Erfolge mit Ivermectin verzeichnen: Bei betagten Patienten mit einem Durchschnittsalter von 90 Jahren, die mit COVID-19 infiziert waren und unter einem schweren Verlauf litten, konnte die Erkrankung nach der Behandlung mit Ivermectin zur Ausheilung gebracht werden.

Das Skabies-Mittel Ivermectin ist im Handel als 3 mg Tabletten erhältlich. Die Therapie sollte in jedem Fall mit Ihrem behandelnden Arzt abgesprochen werden.[1]
Einsatz zur Prävention bei COVID-19: 4 Ivermectin Tabletten alle 2 Monate.
Einsatz in der Frühphase bei einem COVID-19-Infekt: Ivermectin Tabletten 3 mg plus 2 x 1 Tablette täglich, für die Dauer von fünf Tagen.
Einsatz im fortgeschrittenen Stadium einer COVID-19-Erkrankung: Ivermectin Tabletten 3 mg plus 2 x 1 Tablette täglich, für die Dauer von fünf Tagen.

Zur Stärkung des Immunsystems sollte zusätzlich zur Gabe von Ivermectin folgende Supplementierung erfolgen:

In der Frühbehandlung und zur Prophylaxe bei COVID-19:
» Zink (25–50 mg/die)
» Quercetin (250–500 mg/die)
» Bromhexin (25–50 mg/die)
» Vitamin D (2000 I.E./die)
» Vitamin C (1000 mg/die)
» Aspirin (80–100 mg/die)

Im fortgeschrittenen Stadium einer COVID-19-Erkrankung:
» Zink (75–150 mg/die)
» Quercetin (500–1000 mg/die)
» Bromhexin (50–100 mg/die)
» Vitamin D (5000 I.E./die) oder z. B. 100000 I.E./die
» Vitamin C (1000 mg/die)
» Aspirin (162–325 mg/die)

---

1 Die aktuelle Studienlage zur Wirksamkeit von Ivermectin finden Sie hier: https://covid19criticalcare.com/wp-content/uploads/2020/11/FLCCC-Ivermectin-in-the-prophylaxis-and-treatment-of-COVID-19.pdf
https://ichgcp.net/de/clinical-trials-registry/NCT04407130

EIN WORT ZUM SCHLUSS

Das Immunsystem gilt zu Recht als Wunderwerk der Evolution, denn es ist der Garant für unser Wohlbefinden und ein langes Leben. Von diesem stabilen Schild hängt ab, ob wir gesund sind oder krank werden. Darum ist es das Wichtigste, unsere Abwehr nicht zu schwächen oder bei der Arbeit zu stören. Vor allem die Seelenpflege ist ein wichtiger Aspekt dabei, da sie oft hinter dem körperlichen Wohlbefinden zurückstehen muss oder ganz vergessen wird – denn Stress, Sorgen oder negative Emotionen stören die empfindliche Balance des Immunsystems.

Wir haben es selbst in der Hand: Ein Konzept der Lebensführung mit vorsorgenden und vor allem auch psychosomatischen Komponenten zur Stärkung von Seele, Geist und Körper, das auch die Bereiche Ernährung und Bewegung umfasst, sorgt für eine starke Abwehr und erschwert es Erregern, sich in unserem Organismus auszubreiten. Wenn also das mentale Wohlbefinden hergestellt ist und man Ängsten, Stress und Sorgen mit Stärke und Gelassenheit gegenübertritt, wenn eine ausgewogene Ernährung mit allen nötigen Vitalstoffen die Lebensgrundlage bildet und man sich von Giftstoffen befreit, wenn Ruhephasen im Alltag ebenso regelmäßig Platz finden wie Phasen der Bewegung, dann kommen Körper und Seele in Einklang – und Gesundung kann erfolgen. Wichtig für eine ausbalancierte Seele ist dabei der Austausch mit anderen, das Pflegen von cierte Seele ist dabei der Austausch mit anderen, das Pflegen von Freundschaften und sozialen Kontakten und ein »Mit sich im Reinen sein« – dazu gehört es, sich mit seinen Sorgen und Themen auseinanderzusetzen und beweglich zu bleiben, wenn es um deren Verarbeitung geht und darum, Zustände im Leben, die einem zu schaffen machen, zu verändern.

Gesund zu sein setzt voraus, sich immer wieder aktiv darum zu kümmern, sich auch gesund zu fühlen – physisch wie psychisch. Jeder kann sein Leben in Richtung Wohlbefinden verändern, ohne es komplett auf den Kopf zu stellen. Jeder Schritt ist ein Anfang.

DANKSAGUNG

Ich möchte mich an dieser Stelle bei allen Menschen bedanken, die es mir ermöglicht haben, dieses Buch zu schreiben. An erster Stelle gehört mein Dank meinem Vater, der mir sein ganzes Wissen und das Verständnis für Gesundheit und Heilung vermittelt hat. Er war und ist ein Pionier im Bereich der Immunologie. Dank gilt auch meiner Schwester und meiner Mutter, die mir immer mit Rat und Tat zur Seite standen. Sie sind die weisen Frauen in meinem Leben, die mit mir lachen und weinen und mich oft schon auf das nächste Level gehoben haben. Danken möchte ich ganz besonders meinem Lebenspartner Markus für seine Geduld, Liebe und seine immerwährende Unterstützung und Begleitung, seinen Glauben an mich und dafür, dass er mit mir durch all die Höhen und Tiefen geht, die das Leben bereithält.

Großer Dank gebührt auch Christian Strasser, der die Idee zu diesem Buch hatte und sein Vertrauen in mich und dieses Projekt gesetzt hat. Und bedanken möchte ich mich bei Anna Röcker, einer langjährigen Freundin und Begleiterin, die mir immer ihre Unterstützung gegeben hat.

Last but least möchte ich mich bei Dr. Stefan und Claudia Rieß bedanken für den wertvollen Austausch und die kompetente Begleitung.

DIE AUTORIN

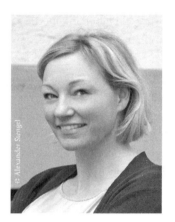

Dr. med. Dorothea Schleicher-Brückl studierte Medizin an der Carl-Gustav-Carus-Universität Dresden und der Ludwig-Maximilians-Universität München und promovierte an der Berliner Charité. Seit über 15 Jahren arbeitet sie gemeinsam mit ihrem Vater Peter Schleicher in der Münchner Praxis, die sie inzwischen leitet. Weiterhin führt sie ein immunbiologisches Labor. Sie ist außerdem ausgebildet in systemischer Therapie mit dem Schwerpunkt Traumatherapie und Yoga-Lehrerin. Der ganzheitliche Blick auf den Patienten, der immer im Mittelpunkt steht, ist ihr besonders wichtig, und in ihrer Behandlung gehen klassische Schulmedizin und Naturheilkunde Hand in Hand.

praxis@praxis-schleicher.de

LITERATUR

Brückl, Dorothea: Hämochromatose – Geschichte, Diagnose und erfolgreiche Therapie. Trainerverlag 2019
Global Burden of Disease Study 2013 (Menschen werden immer älter)
Levine, Peter: Sprache ohne Worte: Wie unser Körper Trauma verarbeitet und uns in die innere Balance zurückführt. Kösel Verlag, München 2011
Levine, Peter: Trauma-Heilung: Das Erwachen des Tigers. Unsere Fähigkeit, traumatische Erfahrungen zu transformieren: Synthesis Verlag, Essen 1999
Röcker, Anna: Meditation für alle: Vier-Schritte-Programm zur Meditation und Achtsamkeitsübungen für jeden Tag. Mit Audio-CD. Mankau Verlag, Murnau 2015
Schleicher, Peter: Grundzüge der Immundiagnostik und -therapie. Hippokrates, Stuttgart 1997
Schleicher, Peter/Saleh, Mohamed: Natürlich heilen mit Schwarzkümmel. Südwest Verlag, München 2007
Schleicher, Peter: Die sensationelle Kreta-Diät: Für stärkere Abwehrkräfte, bessere Gesundheit, ein längeres Leben - Wissenschaftlich bewiesen. Goldmann, München 2002
van der Kolk, Bessel: Verkörperter Schrecken: Traumaspuren in Gehirn, Geist und Körper und wie man sie heilen kann. G. P. Probst Verlag, Lichtenau 2019
WHO: Weltweiter Statusbericht 2014 zu nicht übertragbaren Krankheiten (Global Status Report on noncommunicable diseases 2014)

QUELLENANGABEN

https://www.deutsche-diabetes-gesellschaft.de/fileadmin/user_upload/06_Gesundheitspolitik/03_Veroeffentlichungen/05_Gesundheitsbericht/2020_Gesundheitsbericht_2020.pdf
https://advances.sciencemag.org/content/6/16/eaaz7086
https://www.thelancet.com/journals/lancet/article/PIIS01406736(17)30752-3/fulltext
https://www.test.de/Mobilfunk-Wie-riskant-ist-Handystrahlung-Ein-Faktencheck-5509718-5509727/
https://www.verbraucherzentrale.nrw/wissen/digitale-welt/mobilfunk-und-festnetz
https://www.ganztaegig-lernen.de/12-thesen-zum-bau-einer-zukunftsfaehigen-schule

REGISTER

A

Abwehr
- humorale 64
- paraspezifische 208f.
- spezifische 61, 208
- unspezifische 43, 57, 68, 93, 149
- zelluläre 64

Adipositas 18, 32, 116
Adrenalin 134, 200
Aktivität, körperliche 42f., 45, 133f., 138
Allergien 11, 21, 36, 38, 40, 59, 63, 89, 97, 102, 128, 130, 171, 189, 193, 203, 205
Antibiotika 34f., 50, 79, 88, 119, 162f., 173, 211f.
Antigenrezeptor 62f., 72, 75
Antikörper 22f., 27, 29, 58f., 64, 70, 72ff., 92, 103ff., 108, 148, 203, 205, 212
Antiviral-Therapie 214ff.

Antioxidanzien 123, 195
Apherese 202
Arsen 36f.
Arthritis 23f., 97, 102, 149, 159, 205
Aspergillus fumigatus 89
Atemübung 150
Ausdauertraining 134ff.
Autogenes Training 151
Autoimmunerkrankung 23f., 36, 42, 63, 96f., 103, 106, 130, 181f., 202

B

Bakterien 19, 25f., 32f., 35, 43, 50, 53ff., 57, 65ff., 70ff., 77ff., 85ff., 103, 107, 118ff., 127, 163, 173, 194ff., 204, 208, 212
Ballaststoffe 32
Bestrahlung 107f., 110f., 146, 200
Bewegung 133ff.
Bewegungsapparat, Schmerzen lindern 164f.
Bisoprolol 160
Blei 37
Blutbild, großes 100f.
Bluthochdruck 18f., 115, 128, 158f., 161, 163, 197
- senken 165ff.
B-Lymphozyten 64, 70, 95, 104ff., 134
Borrelia burgdorferi 90, 192

C

Candida albicans 89
Carnitin 124
Chemotherapie 30, 96, 101, 107, 110, 125, 199f., 210
Chlamydien 192
Cholesterin 67, 167, 202
Cholesterinspiegel senken 167f.
Chronische Erkrankungen 11, 102, 171
Ciprofloxacin 35
Colitis ulcerosa 23, 42, 203, 205
Cortisol 148ff., 181
Cytomegalievirus 95, 192

D

Darm 52, 57f., 62, 66ff., 73, 77f., 84, 118, 127f., 130, 162f., 171, 191, 196f., 205
Darmbakterien 67f., 118, 120, 127, 163
Diabetes 12, 17ff., 23, 32, 54, 96, 103, 115, 121, 128, 138, 149, 158, 181, 195
Diclofenac 159
Diphtherie 88
Drei-Mahlzeiten-Prinzip 116

E

Ebola 25, 79
Elektromagnetische Wellen 41
Elektrosmog 144
Entschlackungsgetränke 132
Entzündungen 11, 20, 24, 36f., 41f., 66, 86f., 102f., 127, 129f., 134, 149, 158ff., 162ff., 190, 194f., 198, 203, 205
Enzephalitis 78
Epstein-Barr-Virus 95, 192
Erbinformation 83
Erkältungskrankheiten natürlich behandeln 171ff.
Ernährung 31ff.
 – bei Erkältungskrankheiten 173f.
 – darmgesunde 119
 – gesunde 115ff.
Ernährungspyramide 121f.
Erschöpfungssyndrom 107, 110
Erythrozyten 56, 100, 101
Escherichia coli 86f.

F

Fasten 128ff.
 – Methoden 129
Fastentag 131
Feinstaub 38f., 51, 68

Fett 33
Fettsäuren, essenzielle 122
Fieber 20, 25ff., 60, 71, 75, 158, 161, 163, 173, 181
Folsäure 122
Fresszellen 43, 58, 68ff., 196, 212
FSME-Virus 90
Fuchsbandwurm 91

G

Gedächtniszellen 27, 61, 67, 73, 105
Gesetz der Harmonie 28ff.
Gesundheit 12, 15ff., 45f.
Glückshormone 42
Granulozyten 100ff., 125
 – basophile 103
 – eosinophile 102
 – neutrophile 102
Grippe 25, 54, 60, 78, 80ff., 88, 152, 171

H

Hashimoto 23, 42, 201
Haut 52, 57, 63, 65f., 78, 81, 85, 89, 142, 173, 191
Hautpilze 89
Hefepilze 89, 192
Heilfasten 129f.
 – nach Buchinger 130
Heilkräuter 123f.
Heilung aus dem eigenen Körper 203f.
Helicobacter pylori 160, 192
Herpes 25, 44, 54, 88, 95, 192, 195, 209
Herzfrequenz 129, 135ff., 148
Herzinfarkt 53, 188
Herz-Kreislauf-Krankheiten 18f., 24, 32, 54, 77, 138, 159, 181
HI-Virus 25, 80, 86, 95, 109, 111
Hormonsystem 115, 117, 192, 200f.
Hygiene 27, 66

I

Ibuprofen 158
Immun-Code 9, 10, 107ff.
Immunschwäche 92ff., 205, 210
Immunsuppressiva 25, 36
Immunsystem 9ff., 18ff., 27ff. 32, 35, 37, 41ff.
– Altersstufen 58ff.
– Aufbau 56ff.
– Fehlleitung 23
– Fehlfunktionen 96f.
– Funktion 50ff.
– Überreaktion 22
– Unterfunktion 93ff.
Immuntherapie in der Onkologie 199f.
Implantation 40, 190
Infektanfälligkeit 107, 110
Infektion 11, 43, 53, 62, 67, 71ff., 79, 81, 85, 91, 95, 105, 109, 160, 173, 189, 214
Infektionskrankheiten 11, 19, 25, 26, 54, 77f., 80, 89, 104, 134, 195
Insulinresistenz 19
Intervallfasten 129, 131
Ivermectin 214f.

K

Kadmium 36f., 55, 141
Kalorienverbrauch 31
Keuchhusten 70, 72, 88
Killerzellen 29, 35, 43, 58, 64, 69, 108. 110f., 134, 149, 152, 196
Klebsiella pneumoniae 87
Knochenmark 64, 69, 73, 96, 101f., 207
Kohlenhydrate 33
Kontakte, soziale 155f.
Kortison 34, 36, 103
Krebs 11, 17, 37f., 51ff., 64, 77, 86, 101f., 115, 121, 134, 199f.

L

Langzeitstress 149
Leber 36, 51, 67, 77f., 91, 130, 162, 167, 196f., 206
Leuchtmittel 145
Leukämie 96f., 102, 104, 108, 111, 159, 162, 206
Leukozyten 57f., 100ff., 107
Leukozytose 102
Levothyroxin-Natrium 158
Lycopen 123f.
Lymphknoten 57, 68ff., 73, 100, 103
Lymphozyten 43, 63f., 67ff., 75, 95, 100f., 103ff., 124, 134, 148, 190, 192, 213
Lymphozytentransformationstest 190, 192

M

Magen-Darm-Trakt 22, 52, 84
Makrolidantibiotika 35
Medikamente 157ff.
– Nebenwirkungen 161ff.
Meditieren 146ff.
Medizin ohne Schadstoffe 157ff.
Meningitis 79
Mercaptan 190f.
Metamizol-Natrium 159
Metoprolol 159
Mikrobiom 68, 85, 118f., 127
Milch-Semmel-Fasten 130
Milz 36, 57, 67, 69, 72, 102f., 130, 206
Monozyten 58, 100ff.
Morbus Basedow 23
Morbus Crohn 23, 203, 205
Motivation 138ff.
Multiple Sklerose 23, 40, 97, 147
Mykose 89
Myokarditis 79

N
Nahrungsmittelunverträglichkeit 97, 117, 166, 189ff., 203
Naturreis 37
Neuraltherapie 197ff.
Nickel 39
Nitrosamin 39
Normalflora 65f.
Noroviren 78, 84

O
Öle, ätherische 125, 155, 165, 170, 173
Omega-3-Fettsäuren 122
Omega-6-Fettsäuren 122
Omeprazol 160
Osteoporose 24, 158
Ozontherapie 195f.

P
Pantoprazol 160
Paramunisierung 208ff.
Parasiten 90ff.
Pflanzen, antivirale und antibakterielle 125
Pflanzenstoffe, sekundäre 123
Phagozyten 68, 211
Pilze 88f.
Plasmapherese 202
Präbiotika 120
Progressive Muskelentspannung 151
Psoriasis 205
Psychohygiene 180ff.

Q
Quecksilber 36, 38, 40, 50, 55, 193

R
Radikalfänger 123f., 195
Ramipril 159
Retroviren 84
Rheuma 21, 24f., 33, 36, 54, 63, 128, 162, 203
Rheumamittel 34ff.
RNA-Viren 84
Rotaviren 78, 84
Röteln 78, 88

S
SARS-CoV-2 12, 82, 214
Säure-Basen-Haushalt 126
Schilddrüse 21, 23, 96, 133, 158, 169, 200f.
 – Überfunktion 168
 – Unterfunktion 168
Schimmelpilze 89, 192
Schlaf, gesunder 152f.
Schlafmittel, natürliche 154f.
Schlaganfall 53, 115
Schleimhäute 52, 65f.
Schlummertee, Rezept 153
Schockwellen 204
Schrothkur 130
Schwarzkümmelöl 171
Schwermetalle 28, 30, 36f., 40, 212
Simvastatin 159
Smartmeter 145
Sodbrennen 169f.
Stammzelltherapie 206f.
Staphylococcus aureus 86
Strahlung 40, 141ff.
Strahlungsquellen 145f.
Streptococcus pneumoniae 86
Stress 42f.
Suppressorzellen 108

T
Tetrazykline 35
Therapien aus der Naturheilkunde 194ff.
Thioether 190f.
Thymus 64, 73

T-Lymphozyten 43, 64, 70f., 95, 104, 148, 190
Tollwutvirus 78
Toxoplasmose 90f.
Trainingsbereich 135ff.
Traumata 180f., 183f.
Trichophyton rubrum 89

U
Übergewicht 17ff., 31, 33, 116, 165
Übersäuerung 169f.
UV-Licht 81

V
Viren 25f., 28, 35f., 43, 50, 53f., 58, 70, 77ff., 87ff., 95, 107, 109, 173, 192, 194ff. 205, 208, 211f.
– Gefahr durch Globalisierung 84f.
– Verwandlungskünstler 82ff.
Vitalstoffe 33

W
West-Nil-Virus 78

Y
Yersinia pestis 90
Yoga 150

Z
Zahnherd 108, 111
Zahnspange 39
Zellen, dendritische 58, 68ff.
Zivilisationskrankheiten 17, 34, 55, 119
Zöliakie 23
Zucker 33f.
Zytokine 74, 106, 209